Rainer Sachse

Persönlichkeitsstörungen therapieren

Theorie und Praxis

www.junfermann.de

blogweise.junfermann.de

www.facebook.com/junfermann

twitter.com/junfermann

www.youtube.com/user/Junfermann

www.instagram.com/junfermannverlag

RAINER SACHSE

PERSÖNLICHKEITSSTÖRUNGEN THERAPIEREN

THEORIE UND PRAXIS

Junfermann Verlag
Paderborn
2022

Covergestaltung / Reihenentwurf	JUNFERMANN Druck & Service GmbH & Co. KG, Paderborn
Satz & Layout	JUNFERMANN Druck & Service GmbH & Co. KG, Paderborn

Bibliografische Information der Deutschen Nationalbibliothek

Die Deutsche Nationalbibliothek verzeichnet diese Publikation in der Deutschen Nationalbibliografie; detaillierte bibliografische Daten sind im Internet über http://dnb.d-nb.de abrufbar.

ISBN 978-3-7495-0369-8
Dieses Buch erscheint parallel als E-Book.
ISBN 978-3-7495-0395-7 (EPUB), 978-3-7495-0396-4 (PDF)

Inhalt

Einleitung

Eine Psychotherapie mit Klient*innen[1] durchzuführen, die eine sogenannte Persönlichkeitsstörung aufweisen, kann therapeutisch sehr herausfordernd sein: Die Klienten benötigen eine besondere Art von therapeutischer Beziehungsgestaltung sowie spezielle therapeutische Strategien, und nicht selten bringen sie den behandelnden Therapeuten in „schwierige Interaktionssituationen".

Die Frage stellt sich, wann – oder: ab wann – es vertretbar ist, von einer Persönlichkeits*störung* zu sprechen. Die Klientinnen, die in die Therapie kommen, weisen häufig bestimmte charakteristische „Persönlichkeitszüge" auf, z. B. eine Tendenz zur Dramatik, eine Tendenz, Situationen als Leistungssituationen aufzufassen, schnell kränkbar zu sein und sich persönlich angegriffen zu fühlen usw. (vgl. Sachse, 2019a). Solche Akzentuierungen weisen die meisten Menschen auf. Manche mit nur schwachen Ausprägungen, die meisten in mittlerem Ausmaß und einige in starkem oder sehr starkem Maße. Derart starke Akzentuierungen führen häufig zu intrapersonellen sowie zwischenmenschlichen Schwierigkeiten, sodass man in der Tat von „Störungen" sprechen kann. Die Bezeichnung „Persönlichkeitsstörung" ist jedoch, wie wir noch sehen werden, durchaus problematisch.

In die Therapie kommen Personen mit allen Ausprägungen von Persönlichkeitsakzentuierungen, von leichten Stilen bis zu schweren Störungen. Für Therapeutinnen und Therapeuten ist es wichtig zu verstehen, wie solche Akzentuierungen psychologisch betrachtet werden können, was sie implizieren und wie fachlich angemessen mit ihnen umgegangen werden kann.

Eine konstruktive und lösungsorientierte Therapie von Klienten mit einer Persönlichkeitsstörung erfordert eine entsprechende Expertise. Dazu soll dieses Buch einen Beitrag leisten.

Im Folgenden stelle ich Ihnen einen spezifischen therapeutischen Ansatz vor, der auf dem Modell der doppelten Handlungsregulation basiert, einer psychologischen Rahmentheorie über das „psychische Funktionieren" von Persönlichkeitsstörungen. Es ist ein theoretisch wie praktisch elaborierter Ansatz, der in seiner Effektivität gut belegt ist. Prägnant zusammengefasst, umfasst das Modell drei Ebenen:

---

1 Der besseren Lesbarkeit halber wird in diesem Text nicht durchgängig gegendert, stattdessen wechseln sich die weibliche und die männliche Form ab. In allen Fällen sind sowohl Männer wie Frauen als auch Menschen mit diversem Geschlecht einbezogen. Danke für Ihr Verständnis.

1. Die *Ebene der Beziehungsmotive* oder der „authentischen Handlungsregulation". Eine Person weist schon als Kind zentrale Beziehungsmotive auf wie zum Beispiel den Wunsch, von anderen anerkannt zu werden. Sie richtet vor allem ihr interaktionelles Handeln danach aus, die zentralen Motive von anderen befriedigt zu bekommen. Dieses Handeln ist jedoch für andere transparent.
2. Die *Ebene dysfunktionaler Schemata*. Hier sind negative Selbst- und Beziehungsschemata gemeint, die zu negativen Erwartungen und negativen Interpretationen von Situationen, negativen Affekten u. a. führen. Diese Ebene kennzeichnet Menschen mit Persönlichkeitsstörungen: Klienten mit bestimmten Persönlichkeitsstörungen weisen charakteristische Arten von Schemata auf.
3. Die *Ebene der manipulativen Handlungsregulation*, die ich auch als Spielebene bezeichne. Werden wichtige Beziehungsbedürfnisse langfristig frustiert, entwickelt die Person Strategien, mit deren Hilfe sie wichtige Interaktionspartner doch dazu bewegen will, bestimmte interaktionelle Ziele zu befriedigen.
   Diese Strategien sind manipulativ (intransparent). Sofern sie jedoch erfolgreich sind, etablieren sie sich und werden gegenüber Interaktionspartnern realisiert. Dies gilt auch für die Interaktion in einer Psychotherapie.

Detailliertere Erläuterungen zum Modell finden Sie in den folgenden Kapiteln. Das Buch wendet sich vor allem an praktisch arbeitende Psychotherapeutinnen und -therapeuten und widmet sich insbesondere der Vermittlung von Strategien, die speziell auf Klienten und Klientinnen mit Persönlichkeitsstörungen ausgerichtet sind.

Der Bereich der Persönlichkeitsstörungen ist sehr heterogen. Da unterschiedliche Herangehensweisen gewählt werden können, ist es erforderlich, zunächst zu spezifizieren, was genau mit „Persönlichkeitsstörung" gemeint ist, und einige theoretische und therapeutische Leitlinien zu bestimmen. Zur besseren Orientierung wird ein theoretischer Überblick über die wesentlichen psychologischen Konzepte gegeben, die für das Verständnis einer Persönlichkeitsstörung essentiell sind (Buchteil 1).

Darauf aufbauend folgen zwei Buchabschnitte (Teil 2 und 3), die sich konkret mit therapeutischen Vorgehensweisen befassen: Der erste beschreibt therapeutische Prinzipien und konkrete Interventionen, der zweite erläutert diese an konkreten Beispielen und erweitert die therapeutischen Möglichkeiten.

Das Therapiekonzept

Das therapeutische Rahmenkonzept, das den hier behandelten therapeutischen Vorgehensweisen, Strategien und Interventionen zugrunde liegt, ist das der Klärungsorientierten Psychotherapie (KOP) oder Klärungsorientierten Verhaltenstherapie (KOV; vgl. Sachse, 1992, 2003, 2005, 2008a, 2016a, 2016b, 2016c; Sachse, Fasbender & Breil, 2009; Sachse & Sachse, 2011). Sie legt besondere Aufmerksamkeit auf die Klärung und Bewusstmachung sowie die Veränderung sogenannter Schemata (vgl. Seite 43 ff.). KOP ist ein Therapieansatz, den man als eine Weiterentwicklung von Verhaltenstherapie und Kognitiver Therapie auffassen kann, als eine „vierte Entwicklungsstufe" der Verhaltenstherapie. Sie ist eine wissenschaftlich fundierte Psychotherapieform, die durch ausführliche Prozess- (vgl. Sachse, 2016d) und Effektforschungen gut empirisch abgesichert ist (vgl. Freudenberg, Weiland-Heil & Sachse, 2018; Lewis, Weiland-Heil & Sachse, 2018; Sachse, 1992, 2016d; Sachse et al., 2019; Sachse & Sachse, 2009; Sachse & Takens, 2003).

KOP ist mit „klassischer" Verhaltenstherapie und Kognitiver Therapie gut kompatibel, geht aber in den Theorie- und Therapiekonzepten weit darüber hinaus. Neben der intensiven Klärung von Schemata berücksichtigt sie in hohem Maße das konkrete Interaktionsverhalten von Klienten, befasst sich mit manipulativem Handeln, bietet spezifische Strategien der Beziehungsgestaltung an usw. Die KOP bildet damit ein elaboriertes psychotherapeutisches Rahmenmodell, in dem sich die hier dargestellten Konzepte der Persönlichkeitsstörungen bewegen. Ebenso impliziert sie bestimmte Grundannahmen und Grundkonzepte von Psychotherapie, die theoretisch wie praktisch z. T. eine Ergänzung der „klassischen" Verhaltenstherapie darstellen (Sachse, 2022).

An dieser Stelle kann ich meine Leserinnen und Leser nur bitten, sich auf diesen Ansatz einzulassen. Der KOP-Ansatz kann viele neue Perspektiven und Handlungsmöglichkeiten eröffnen, erfordert aber auch eine bestimmte Art, psychotherapeutisch zu denken.

Teil I

Einführung in das Konzept der Persönlichkeitsstörungen

In diesem ersten Teil des Buchs führe ich Sie in das Konzept der Persönlichkeitsstörungen ein, wie es auch am Bochumer Institut für Psychologische Psychotherapie vertreten wird. Eine solche Positionsbestimmung ist wesentlich in einem Feld, in dem es wenig Übereinstimmung über grundlegende Konzepte gibt: Es ist m. E. erforderlich zu reflektieren, was mit dem Begriff „Persönlichkeitsstörung" gemeint sein soll, was der Begriff impliziert und was nicht.

Wichtig erscheint auch, von diesem Grundverständnis therapeutische Prinzipien abzuleiten, die ein therapeutisches Rahmenkonzept abgeben, wie z. B. eine starke „Entpathologisierung" und Ressourcenorientierung.

1. Persönlichkeitsstörungen: Definition und Abgrenzung

1.1 Grundlegendes zum Begriff

Möchte man den Begriff „Persönlichkeitsstörungen“ (im Folgenden mit PD für *Personality Disorders* abgekürzt) möglichst allgemeingültig definieren, bekommt man schnell Probleme. Gage und Berliner haben die Psychologie als „Wissenschaft mit geringer Übereinstimmung“ (1977, S. 5) gekennzeichnet, weil es zu den meisten Themen sehr viele, teils sehr unterschiedliche oder sogar sich widersprechende Konzepte gibt. Daran hat sich bis heute relativ wenig geändert.

Bedauerlicherweise trifft das auch auf PD zu. Die Konzepte sind höchst heterogen, insbesondere wenn man psychologische mit psychoanalytischen Konzepten vergleicht.

In einer solchen Situation ist es deshalb erforderlich, konzeptuell Stellung zu beziehen, also zu definieren, was der Begriff in diesem Buch (und somit meiner Ansicht nach) umfasst und wie man ihn von anderen Konzepten abgrenzt. Ich (Sachse, 1997, 2001, 2013a, 2018a; Sachse, Sachse & Fasbender, 2010) fasse – einer psychologischen Tradition widersprechend (Benjamin, 1993, 1995, 1996, 2003; Fiedler, 1998, 2003, 2007) – PD nicht als tiefgreifende „Störungen der Gesamtpersönlichkeit“ auf, sondern als Störungen, die sich vorrangig auf Beziehungs- oder Interaktionsebene manifestieren.

PD sind im Kern Beziehungsstörungen.

Auch wenn er in Diagnostiksystemen etabliert ist und man ihn zur Verständigung im fachlichen Kontext benötigt, trifft der Begriff *Persönlichkeits*störungen meines Erachtens nicht adäquat zu.

Des Weiteren halte ich PD nicht für pathologisch: Der Begriff „Pathologie“ hat in der klinischen und in der angewandten Psychologie nichts zu suchen! Es ist ein medizinischer, kein psychotherapeutischer Begriff. Ich stimme Fiedler (2007, S. 26) zu, der PD als „Extremvariante normalen psychischen Funktionierens“ beschreibt. Ich gehe also davon aus,

- dass die meisten Menschen Aspekte von PD aufweisen,
- dass auch stärkere Formen von PD verbreitet sind,
- dass jede PD auch viele Ressourcen impliziert,

- dass PD als „Lösungen" für schwierige Interaktionssituationen in der Biografie aufgefasst werden können und
- dass PD immer nur bestimmte psychische Aspekte betrifft.

Allerdings muss man auch sehen (und das wird durch die weiteren Ausführungen noch deutlicher werden), dass Persönlichkeitsstörungen psychologisch *hochkomplexe Störungen* sind und zwar sowohl was die Störungstheorie als auch was die Therapie betrifft (vgl. Breil & Sachse, 2011, 2016; Sachse, 1997, 1999, 2001, 2004a, 2006a, 2013a, 2018a, 2019a; Sachse & Kramer, 2016; Sachse, Sachse & Fasbender, 2010).

PD können jeden von uns betreffen und sind statistisch betrachtet „normal".

Die Diagnosesysteme DSM und ICD sind in ihren Kategorisierungen völlig unzureichend (Sachse, 2015a, 2020a, 2020b). Eine Unterscheidung zwischen „gestört" und „nicht gestört" kann nur willkürlich sein: Es gibt keine empirischen Kritierien dafür, wann eine Störung „anfängt", man kann es nur willkürlich festlegen.

„Gestört" ist zudem kein empirischer Begriff, sondern eine Wertung. Wenn eine Persönlichkeitsstörung definiert wird, nimmt der oder die Behandelnde eine Wertung vor: Es wird darüber geurteilt, ob gewisse Charaktereigenschaften eines Menschen in starkem Maß von „der Norm" abweichen. Geschieht dies aus der fachlich fundierten Ansicht heraus, dass therapeutischer Handlungsbedarf besteht, ist das okay; bezieht man sich damit auf die Personen – und wertet sie somit ab –, ist das höchst problematisch!

Eine Persönlichkeitsakzentuierung kann zwischen „leichtem Stil" und „schwerer Störung" variieren. Niemand kann genau bestimmen, wann ein Stil in eine Störung übergeht.

Empirische Forschungen haben gezeigt, dass eine Kategorisierung zwischen „gestört" und „nicht gestört" nicht haltbar ist: Charakteristika einer Persönlichkeits*akzentuierung*, wie ich es nenne, z. B. einer narzisstischen, können sich in leichter Form zeigen, aber auch in sehr ausgeprägter. Und dazwischen sind alle Abstufungen möglich.

Fachleute teilen Persönlichkeitsstörungen nach ähnlichen Merkmalen / Symptomen in drei Gruppen ein:

- „sonderbar" oder „exzentrisch" – hierzu zählen die paranoide und die schizoide Persönlichkeitsstörung.
- „dramatisch", „launisch" oder „emotional" – dazu zählen die emotional-instabile (inkl. Borderline), die dissoziale, die histrionische und die narzisstische Persönlichkeitsstörung.
- „unsicher", „abhängig" oder „zwanghaft" – wie die abhängige, die selbstunsichere und die zwanghafte Persönlichkeitsstörung.

In der Klärungsorientierten Psychotherapie unterteilen wir (Sachse, 2013a, 2018a, 2019) Persönlichkeitsstörungen in Nähe- und Distanzstörungen: Nähe-Störungen sind solche, bei denen Klienten Beziehungen wollen und herstellen; Distanz-Störungen sind solche, bei denen Klienten Distanz halten oder versuchen, Beziehungen stark zu kontrollieren.

Nähe-Störungen sind

- die narzisstische Persönlichkeitsstörung: Klienten sind hochgradig leistungsorientiert, aber auch stark kritikempfindlich;
- die histrionische Persönlichkeitsstörung: Klienten wollen im Mittelpunkt stehen, sind dramatisch und hochmanipulativ;
- die dependente Persönlichkeitsstörung: Klienten wollen Beziehungen stabil halten, indem sie sich unterordnen, Konflikte vermeiden u.a.;
- die selbstunsichere Persönlichkeitsstörung: Klienten halten sich selbst für unattraktiv, trauen sich kaum, Kontakte herzustellen.

Die Distanz-Störungen sind

- die schizoide Persönlichkeitsstörung: Klienten halten Interaktionspartner stark auf Distanz, wollen wenig Beziehung;
- die passiv-aggressive Persönlichkeitsstörung: Klienten sabotieren Interaktionspartner stark, indem sie scheinbar kooperativ sind, tatsächlich aber Handlungen nicht ausführen und dafür immer „Entschuldigungen" vorbringen;
- die zwanghafte Persönlichkeitsstörung: Klienten folgen in hohem Maße Normen, sind wenig spontan, kontrollieren Situationen und Interaktionspartner;
- die paranoide Persönlichkeitsstörung: Klienten sind extrem misstrauisch, unterstellen Interaktionspartnern „böse Absichten", sind stark nachtragend.

Bei der Borderline-Persönlichkeitsstörung kann man zwei Arten unterscheiden:

- Die neuropsychologische Borderline-Persönlichkeitsstörung ist durch neuropsychologisch konzipierbare Probleme definierbar: Ihre Therapie erfordert spezifische Trainings.
- Die sogenannte Schema-Borderline-Störung, die durch massive Traumatisierungen in der Biografie zustande kommt und bei der Klienten massiv negative Schemata, hohe Manipulation und starke Interaktionsprobleme aufweisen (Breil & Sachse, 2016).

1.2 Psychologische Implikationen

Analysiert man Persönlichkeitsakzentuierungen psychologisch, erkennt man,

- dass jede Akzentuierung viele *Ressourcen* impliziert, also Stärken und Fähigkeiten, die eine Person einsetzen kann, um persönliche Gewinne zu produzieren.
- dass mit jeder Akzentuierung auch ungünstige (interaktionelle) Handlungen verbunden sind, die der Person (interaktionelle) *Kosten* verursachen.
- dass bei Stilen oft die *Gewinne* höher sind als die Kosten. Damit sind Stile oft durchaus positiv.
- dass die Kosten steigen, je stärker eine Akzentuierung ausgeprägt ist.
- dass an einem Punkt, der individuell sehr unterschiedlich sein kann, die Kosten höher werden als die Gewinne (vgl. Sachse, 2019a). Psychologisch betrachtet, kann man diesen Punkt als Übergang sehen, an dem aus einem Stil eine Störung wird.

Eine Störung liegt dann vor, wenn eine bestimmte psychologische Persönlichkeitsakzentuierung mehr Kosten als Gewinne verursacht.

Somit ist aber kaum möglich, allgemein zu definieren, bei welchen Ausprägungen eine Störung beginnt: Streng genommen kann das nur individuell von Fall zu Fall bzw. von Klient zu Klient und erst im Laufe der Therapie bestimmt werden.

In therapeutischen Analysen kann jedoch deutlich werden,

- welche Kosten die Person durch ihr System und durch ihre daraus resultierenden Handlungen erzeugt,
- wie unangenehm und belastend diese Kosten sind (was sie die Person „tatsächlich kosten") und
- ob bzw. wie sehr die Kosten die Gewinne übersteigen.

Die Art der Kosten kann dabei recht unterschiedlich sein. Typischerweise werden fast immer folgende bestimmt:

- *Interaktionskosten* – Das Handeln der Person erzeugt (massive) Konflikte mit Interaktionspartnern, erzeugt Unzufriedenheiten, Verärgerungen, interaktionelle Krisen, Beziehungsabbrüche usw.
- *Gesundheitskosten* – Die Personen schaden durch ihr Handeln ihrer Gesundheit (z. B. Burnout, Bluthochdruck, koronare Herzerkrankungen, psychosomatische Erkrankungen usw.).
- *Unzufriedenheit* – Aus motivationalen Gründen erzeugt eine stärkere Ausprägung einer Akzentuierung einen Zustand von Unzufriedenheit: Die Person hat den Eindruck, dass ihr Handeln sie nicht zufrieden macht, dass ihr „etwas fehlt", dass sie „an ihrem Leben vorbeilebt" u. Ä.

Nimmt eine Person diese Kosten wahr und erlebt sie diese als persönlich relevant, dann ist sie motiviert, diese Kosten zu reduzieren: Es entsteht das, was wir als Kosten-Reduktionsmotivation bezeichnen (Sachse, 2019c, 2019d).

Daraus kann eine Therapiemotivation entstehen, also die Motivation, eine Therapie aufzusuchen. Bei Personen mit PD impliziert das aber keineswegs schon eine Änderungsmotivation, denn die Akzentuierungen sind ich-synton (Fiedler, 2007): Die Person tendiert dazu, Aspekte ihres Systems nicht als störend, problematisch oder problemverursachend wahrzunehmen, sondern als Teil von sich, der okay ist. Und das trifft auf alle PD zu, wenn auch in unterschiedlich hohem Ausmaß. Das kommt vor allem dadurch zustande, dass viele Aspekte der PD, vor allem die sogenannten manipulativen Tendenzen, sich als Lösungen für schwierige Interaktionssituationen in der Biografie bewährt haben. Und psychologisch ist es naheliegend, ein Verhalten, das erfolgreich ist oder zumindest einmal war, als positiv und nicht als Problem wahrzunehmen. Auch auf diese Aspekte werde ich noch genauer eingehen (Sachse, 2019c).

> Sind Akzentuierungen ich-synton, weist die Person in der Therapie meist keine oder nur sehr geringe Änderungsmotivation auf. Diese muss von der Therapeutin im Therapieprozess erst aufgebaut werden.

Die Ich-Syntonie ist psychotherapeutisch hochrelevant, wenn daraus resultiert, dass Personen mit PD zu Therapiebeginn eine sehr geringe Änderungsmotivation im Hinblick auf viele Aspekte ihrer Persönlichkeitsakzentuierung aufweisen.

1.3 Charakteristika und Unterschiede zu anderen Störungen

Will man einen kurzen Überblick geben, was Personen mit PD psychologisch auszeichnet, dann kann man Folgendes sagen (vgl. Sachse, 2019c):

- Personen mit PD zeigen ein sehr hohes Ausmaß an Beziehungsmotiven, d. h., sie möchten vom Interaktionspartner in ganz bestimmter Weise behandelt werden. Sie möchten z. B. ein sehr hohes Maß an Lob, an Aufmerksamkeit, an Solidarität etc. Sie wollen damit vor allem, dass Interaktionspartner eine bestimmte Art von Beziehung zu ihnen aufnehmen. Und sie bringen dieses hohe Maß an Beziehungsmotivation auch in die Therapie mit, d. h., sie wollen vor allem, dass die Therapeutin oder der Therapeut eine bestimmte Art von Beziehung zu ihnen aufnimmt. Auf diesen Aspekt müssen sich Behandelnde unbedingt einstellen.
- Personen mit PD kommen mit starker Kosten-Reduktionsmotivation, aber nur sehr schwacher Änderungsmotivation in die Therapie: Sie möchten, dass der Therapeut die Kosten „wegmacht“, wollen aber sich selbst nur wenig ändern. Daher muss ein Therapeut im Prozess Änderungsmotivation aufseiten des Klienten entwickeln.

- Personen mit PD kommen mit ausgeprägt dysfunktionalen Schemata in die Therapie: Sie haben negative Annahmen über sich selbst („Ich bin inkompetent", „Ich bin unwichtig" u.a.) und sie weisen negative Annahmen über Beziehungen auf („In Beziehungen wird man abgewertet").
  Diese sogenannten Schemata
  - machen Personen hochempfindlich, verletzlich, kränkbar,
  - führen zu negativen Interpretationen und Erwartungen,
  - erzeugen ein hohes Ausmaß an interaktionellem Misstrauen, da die Person in allen Interaktionen zunächst negative Effekte erwartet, und dieses interaktionelle Misstrauen zeigen sie dann auch der Therapeutin gegenüber.
- Personen mit PD zeigen auch problematische Norm- und Regel-Schemata: Sie entwickeln Normen, die sie veranlassen, bestimmte Dinge zu tun (z.B. „Sei immer erfolgreich!", „Sei der / die Beste!"), und durch die die Person sich unter Umständen massiv selbst unter Druck setzt. Sie entwickeln aber auch Erwartungen an Interaktionspartner darüber, wie man sie zu behandeln hat (sogenannte Regeln, z.B.: „Man hat mich respektvoll zu behandeln!"). Normen und Regeln können dabei zu hohen persönlichen Kosten führen.
- Personen mit PD entwickeln in ihrer Biografie sogenannte manipulative Strategien: Dies sind Handlungsstrategien, deren Ziel es ist, Interaktionspartner dazu zu veranlassen, etwas für die Person zu tun, was sie von sich aus eigentlich nicht tun wollen oder tun würden. Dabei ist aber nicht so sehr der Aspekt der Manipulation relevant: Wir alle manipulieren und das ist ein völlig normales Interaktionsverhalten. Relevant ist vor allem, dass Personen mit PD die Manipulationen übertreiben, also Interaktionspartner „ausbeuten", was diese unzufrieden macht und zu interaktionellen Krisen führt.

Wichtig zu beachten ist, dass Klientinnen solche Manipulationen auch in der Therapie umsetzen und gegenüber der Therapeutin realisieren, was diese in schwierige Interaktionssituationen bringt, auf die sie angemessen reagieren muss.

Alle diese Aspekte machen deutlich, dass Klienten mit PD von der ersten Minute der Therapie an ganz andere Bedingungen schaffen als Klienten mit Achse-I-Störungen (wie Ängsten oder Depressionen usw.).

Sie
- sind nicht oder kaum änderungsmotiviert,
- wollen keine Therapie, sondern vor allem Beziehung,
- wollen, dass der Therapeut ihre Probleme löst,
- sind aufgrund ihrer Schemata extrem empfindlich, kränkbar usw.,
- sind dem Therapeuten gegenüber hoch interaktionell misstrauisch,
- bringen ein hohes Maß an manipulativem Handeln in die Therapie ein.

Das alles macht Klienten mit PD zu „schwierigen Klienten“: Therapeutinnen brauchen ein hohes Maß an Wissen und Expertise, um konstruktiv mit diesen Klienten umgehen zu können.

1.4 Spezifische Persönlichkeitsstörungen

Die therapeutischen Prinzipien und grundlegenden Vorgehensweisen, die in diesem Buch beschrieben werden, gelten für alle Persönlichkeitsstörungen. Klienten mit Schema-Borderline-Störung (vgl. Breil & Sachse, 2016) benötigen darüber hinaus jedoch noch angepasstere Strategien. Es würde den Umfang dieses Buches sprengen, darauf näher einzugehen. Ein paar Statements möchte ich der Vollständigkeit halber dennoch machen.

Grundsätzlich kann man zwei Typen von PD unterscheiden:

1. Die sogenannten reinen Persönlichkeitsstörungen: Das sind solche, zu denen theoretische Beschreibungen und Erklärungen psychologischer Variablen völlig ausreichen, auf die damit das Modell der doppelten Handlungsregulation vollkommen anwendbar ist.
2. Die hybriden Persönlichkeitsstörungen: Das sind solche Störungen, zu deren Beschreibung und Erklärung außerdem oder überwiegend neuropsychologische Konzepte erforderlich sind (z. B. Störungen der Emotionsregulation, die auf neuropsychologische Prozesse zurückgehen; vgl. Breil & Sachse, 2016).

Bei den reinen PD ist die Klärungsorientierte Psychotherapie (KOP) indiziert und erfolgreich (vgl. Freudenberg, Weiland-Heil & Sachse, 2018; Lewis, Weiland-Heil & Sachse, 2018; Sachse et al., 2019). Bei der zweiten Gruppe sind spezifische Trainingsprogramme erforderlich – KOP kann zusätzlich von Bedeutung sein, ist jedoch nicht zentral.

Zur Gruppe der reinen PD zählen:

- Narzisstische PD (NAR)
- Histrionische PD (HIS)
- Dependente PD (DEP)
- Selbstunsichere PD (SU)
- Schizoide PD (SCH)
- Passiv-aggressive PD (PAS)
- Zwanghafte PD (ZWA)
- Paranoide PD (PAR)

Diese Gruppe kann weiter unterteilt werden in Nähe-Störungen und Distanz-Störungen. Klienten mit Nähe-Störungen haben ein starkes Bedürfnis nach Kontakt und Nähe und tun (relativ) viel dafür, Beziehungen herzustellen. Sie sprechen (relativ) schnell auf komplementäre Beziehungsgestaltung (vgl. hierzu Kapitel 7) an und der Therapeut kann nach kurzer Zeit ein vertrauensvolles Therapeut-Klient-Bündnis etablieren.

Klienten mit Distanz-Störungen neigen aufgrund ihres sehr großen interaktionellen Misstrauens dazu, Beziehungen zu meiden oder den Interaktionspartner in Beziehungen stark zu kontrollieren. Sie sprechen nur sehr zögerlich auf eine komplementäre Beziehungsgestaltung des Therapeuten an und dieser benötigt im Prozess viel Zeit, um eine vertrauensvolle Beziehung aufzubauen.

Die Nähe-Störungen sind:

- Narzisstische PD
- Histrionische PD
- Dependente PD
- Selbstunsichere PD

Die Distanz-Störungen sind:

- Schizoide PD
- Passiv-aggressive PD
- Zwanghafte PD
- Paranoide PD

Vergleicht man die therapeutischen Vorgehensweisen, die Therapeuten bei Nähe- und Distanz-Störungen realisieren können / sollten, dann wird deutlich, dass

- bei Distanz-Störungen ein höheres Ausmaß an Komplementarität über einen längeren Zeitraum realisiert werden muss,
- dass nie das Ausmaß an Vertrauen aufgebaut werden kann, wie es bei Nähe-Störungen der Fall ist,
- dass bei Distanz-Störungen vorsichtiger mit Interventionen und viel vorsichtiger mit Konfrontationen vorgegangen werden muss,
- dass Therapeuten bei diesen Klienten den Therapieprozess weniger steuern können,
- dass sie bei Distanz-Klienten ein deutlich höheres Ausmaß an *Transparenz* realisieren müssen, also dem Klienten oft erläutern sollten, was sie gerade warum tun und was sie mit einer Intervention bezwecken und was nicht; wichtig ist vor allem, dass Therapeuten den Klienten nicht unter Druck setzen und der Klient letztlich entscheidet, wann er was realisiert usw.

Die Klärungsorientierte Psychotherapie (KOP) im Überblick

Die KOP verfolgt zwei Hauptaufgaben:

1. Auf der Basis einer vom Therapeuten aktiv hergestellten vertrauensvollen Therapeut-Klient-Beziehung sollen aktuelle Motive des Klienten, zu denen dieser (noch) keinen Zugang hat, geklärt werden.
2. Zudem werden dysfunktionale Schemata geklärt, therapeutisch bearbeitet und verändert, sodass der Klient im Alltag flexibler handeln kann.

Die KOP bei Klienten mit spezifischen Persönlichkeitsstörungen ist besonders herausfordernd. Sie weisen dysfunktionale Interaktionsmuster auf („Interaktionsspiele") und versuchen, das Verhalten des Therapeuten zu lenken, um ihr System zu stabilisieren (Manipulation). An einer Veränderung ihrer Schemata oder Handlungsstrategien sind die Klienten zunächst also gar nicht interessiert.

In der Therapie ist es daher essentiell, dass den Klienten die Kosten ihrer Schemata vor Augen geführt werden. KOP umfasst Strategien, um mit dem dysfunktionalen Interaktionsverhalten persönlichkeitsgestörter Klienten effektiv umzugehen (komplementäre Beziehungsgestaltung, adäquater Umgang mit Images und Appellen und Konfrontation). So wurde in der KOP zum Beispiel das Ein-Personen-Rollenspiel zur Bearbeitung von Schemata entwickelt: Dem Klienten wird ein Stuhl frontal gegenübergestellt, sodass er direkt darauf schaut. Die Therapeutin bittet ihn nun, die Position zu wechseln und sich auf den leeren Stuhl zu setzen. Dann soll er gewissermaßen seinen eigenen Therapeuten „spielen". Dazu stellt er sich vor, völlig anderer Meinung als „der Klient" (also er selbst) zu sein und etwas zu finden, was diesem helfen könnte. Die Therapeutin stellt sich als Supervisorin zur Verfügung. Der „Klient-Therapeut" und die „Therapeutin-Supervisorin" diskutieren nun potentielle Gegenargumente.

Danach wechselt der Klient wieder auf „seinen" Platz und berichtet, was ihn überzeugt und was nicht. Hierdurch wird eine neue Schema-Annahme bzw. ein neuer Schema-Aspekt formuliert.

Die Therapeutin fordert den Klienten sodann erneut auf, die Position zu wechseln und eine Gegenstrategie zu dem neuen Schema-Aspekt zu entwickeln. Auf diese Weise werden entweder die kognitiven Schema-Anteile oder die affektiven Schema-Anteile angesprochen und eine Motivierung des Klienten wird erzeugt, seine dysfunktionalen Schemata aktiv anzugehen, indem ihm die Kosten seines Schemas vor Augen geführt werden.

Weiterführende Literatur

Sachse, R. (1983): Das Ein-Personen-Rollenspiel: Ein integratives Therapieverfahren. *Partnerberatung*, 4: 187–200.

Weiterführende Literatur

Für die narzisstische PD:

Sachse, R. (2008a). Klärungsprozesse in der Psychotherapie. In: J. Margraf & S. Schneider (Hrsg.), *Lehrbuch der Verhaltenstherapie,* 3. Auflage, 227–232. Berlin: Springer.

Sachse, R. (2014b). Klärungsorientierte Verhaltenstherapie des Narzissmus. In: S. Sulz & Th. Bronisch (Hrsg.), *Verständnis und Psychotherapie der narzisstischen Persönlichkeitsstörung,* 43–51. München: CIP-Medien.

Sachse, R. & Fasbender, J. (2013). Einpersonenrollenspiel. In: W. Senf, M. Broda & B. Wilms (Hrsg.), *Techniken der Psychotherapie. Ein Methodenübergreifendes Kompendium,* 83–86. Stuttgart: Georg Thieme Verlagsgruppe.

Sachse, R., Sachse, M. & Fasbender, J. (2011). *Klärungsorientierte Psychotherapie der narzisstischen Persönlichkeitsstörung.* Göttingen: Hogrefe.

Sachse, R. & Wahlburg, M. (2017). *Umgang mit narzisstisch geprägten Klienten: Professionelles Fallverständnis und motivierende Therapie unter strafrechtlichen Bedingungen.* Bonn: Psychiatrie Verlag.

Für die histrionische PD:

Sachse, R. (2002). *Histrionische und narzisstische Persönlichkeitsstörungen.* Göttingen: Hogrefe.

Sachse, R. (2004b). Histrionische und narzisstische Persönlichkeitsstörungen. In: R. Merod (Hrsg.), *Behandlung von Persönlichkeitsstörungen,* 357–404. Tübingen: dgvt-Verlag.

Sachse, R. (2016c). Klärungsorientierte Verhaltenstherapie der histrionischen Persönlichkeitsstörung. *PTT-Persönlichkeitsstörungen: Theorie und Therapie, Hysterie,* 20.3, 213–222.

Sachse, R. (2018b). *Histrioniker – Mit Dramatik, Manipulation und Egozentrik zum Erfolg.* 2. Auflage. Stuttgart: Klett-Cotta.

Sachse, R., Fasbender, J., Breil, J. & Sachse, M. (2012). *Klärungsorientierte Psychotherapie der histrionischen Persönlichkeitsstörung.* Göttingen: Hogrefe.

Für die dependente PD:

Sachse, R. (2014c). Klärungsorientierte Verhaltenstherapie der dependenten Persönlichkeitsstörung. *Persönlichkeitsstörungen: Theorie und Therapie,* 18 (2), 119–128.

Sachse, R., Breil, J., Sachse, M. & Fasbender, J. (2013). *Klärungsorientierte Psychotherapie der dependenten Persönlichkeitsstörung.* Göttingen: Hogrefe.

Sachse, R. & Kramer, U. (2019). Clarification-Oriented Psychotherapy of Dependent Personality Disorder. *Journal of Contemporary Psychotherapy,* 49 (1), 15–25.

Für die selbstunsichere PD:

Sachse, R., Fasbender, J. & Sachse, M. (2014). *Klärungsorientierte Psychotherapie der selbstunsicheren Persönlichkeitsstörung.* Göttingen: Hogrefe.

Für die schizoide PD:

SACHSE, R. (2014d). Klärungsorientierte Verhaltenstherapie der schizoiden Persönlichkeitsstö-rung. *Psychotherapie im Dialog,* 3, 56–59.

SACHSE, R. & SACHSE, M. (2017). *Klärungsorientierte Psychotherapie der schizoiden, passiv-aggressiven und paranoiden Persönlichkeitsstörung.* Göttingen: Hogrefe.

Für die passiv-aggressive PD:

SACHSE, R. & SACHSE, M. (2017). *Klärungsorientierte Psychotherapie der schizoiden, passiv-aggressiven und paranoiden Persönlichkeitsstörung.* Göttingen: Hogrefe.

Für die zwanghafte PD:

SACHSE, R. (2019b). Die zwanghafte Persönlichkeitsstörung aus klärungsorientierter Sicht. *Verhaltenstherapie und Verhaltensmedizin,* 40, 358–371.

SACHSE, R. & KISZKENOW-BÄKER, S. (2016). Zwanghafte Persönlichkeitsstörung. In: T. Schnell (Hrsg.), *Praxisbuch: Moderne Psychotherapie,* 123–137. Berlin: Springer.

Für die paranoide PD:

SACHSE, R. & SACHSE, M. (2017). *Klärungsorientierte Psychotherapie der schizoiden, passiv-aggressiven und paranoiden Persönlichkeitsstörung.* Göttingen: Hogrefe.

Für die Schema-Borderline-Störung:

BREIL, J. & SACHSE, R. (2016). *Klärungsorientierte Psychotherapie der Borderline-Persönlichkeit.* Göttingen: Hogrefe.

SACHSE, R. & KRAMER, U. (2016). Die Schema-Borderline-Störung. In: R. Sachse & M. Sachse (Hrsg.), *Klärungsprozesse in der Praxis II,* 75–104. Lengerich: Pabst.

Zum Problem der Komorbidität von PD mit anderen Persönlichkeitsstörungen und sogenannten Achse-I-Störungen siehe:

SACHSE, R. & KISZKENOW-BÄKER, S. (2020a). *Komorbiditäten bei Persönlichkeitsstörungen.* Göttingen: Hogrefe.

SACHSE, R. & KISZKENOW-BÄKER, S. (2020b). Das Komorbiditäts-Problem. In: R. Sachse & S. Kiszkenow-Bäker (Hrsg.), *Komorbiditäten bei Persönlichkeitsstörungen,* 38–43. Göttingen: Hogrefe.

SACHSE, R. & KISZKENOW-BÄKER, S. (2020c). Zur Theorie von Komorbiditäten. In: R. Sachse & S. Kiszkenow-Bäker (Hrsg.), *Komorbiditäten bei Persönlichkeitsstörungen,* 44–51. Göttingen: Hogrefe.

SACHSE, R. & KISZKENOW-BÄKER, S. (2020d). Komorbiditäten von Persönlichkeitsstörungen mit Achse-I-Störungen. In: R. Sachse & S. Kiszkenow-Bäker (Hrsg.), *Komorbiditäten bei Persönlichkeitsstörungen,* 52–65. Göttingen: Hogrefe.

SACHSE, R. & KISZKENOW-BÄKER, S. (2020e). Komorbiditäten zwischen Persönlichkeitsstörungen. In: R. Sachse & S. Kiszkenow-Bäker (Hrsg.), *Komorbiditäten bei Persönlichkeitsstörungen,* 66–78. Göttingen: Hogrefe.

1.5 Ein besonderer Aspekt: persönliche Involvierung der Therapeuten

Es gibt einen wichtigen Unterschied zwischen PD und Achse-I-Störungen: Klienten mit PD wollen vom Interaktionspartner vorrangig bestimmte Arten von Beziehungssignalen. So wünschen sich Klienten mit einem Wichtigkeitsmotiv vor allem Botschaften wie: „Du bist mir als Person wichtig!“, „Ich hätte gerne eine *persönliche* Beziehung zu dir!“ usw.

Das bedeutet auch, dass sie selbst viel tun, um Interaktionspartner zu solchen Signalen zu veranlassen: Sie versuchen, persönliche Nähe herzustellen, also fragen sie Interaktionspartner nach intimen Details („Hast du auch sexuelle Probleme?“), überschreiten Grenzen (z. B. indem sie einem Interaktionspartner körperlich nahekommen), sprechen Einladungen aus („Wir sollten mal einen Kaffee trinken gehen“) usw. Als Interaktionspartner wird man dadurch auf einer persönlichen Ebene angesprochen – auch der Therapeut.

Nun befindet sich ein Therapeut immer in einer Doppelrolle: Er nimmt einerseits dem Klienten gegenüber eine professionelle Rolle ein, eben die des Therapeuten. Diese hat bestimmte Charakteristika und folgt bestimmten Regeln (z. B., dass es in der Therapie um den Klienten geht, nicht um den Therapeuten; dass der Klient sich dem Therapeuten gegenüber öffnet und nicht umgekehrt; dass Therapeut und Klient eine professionelle Distanz halten usw.). Zugleich ist der Therapeut aber immer auch *als Person* in der therapeutischen Beziehung involviert.

In der Therapie hält er natürlich viele persönliche Aspekte bewusst aus der Interaktion mit dem Klienten heraus, und das aus sehr gutem Grund! Bei Angstklienten beispielsweise gelingt dies meist sehr gut: Sie akzeptieren, dass sie nur wenig von der Person des Therapeuten erfahren. Bei PD-Klienten sieht die Situation aber völlig anders aus: Sie wollen primär eine persönliche und eben nicht nur eine professionell-therapeutische Beziehung zum Therapeuten. Daher halten sie sich oft nicht an therapeutische Regeln: Sie stellen dem Therapeuten intime Fragen, verwickeln ihn in persönliche Gespräche usw. Kurz: Sie überschreiten die Grenze zwischen der Rolle als Therapeut und der Person des Therapeuten.

Genau das kann einen Therapeuten in ein Dilemma bringen: Als Therapeut möchte er aufgrund seiner Therapeutenfunktion mit solchen Grenzüberschreitungen souverän, empathisch, akzeptierend umgehen können – schon deshalb, weil der Klient das ja nicht „böse“ meint und weil er eine gute Beziehung zum Klienten aufrechterhalten will. Andererseits will er sich aber auch deutlich und bestimmt abgrenzen.

Das kann er oft nur über sogenannte therapeutische Doppelbotschaften:

- *Auf der Beziehungsebene* bleibt der Therapeut zugewandt und empathisch („Der Versuch ist nicht strafbar ...").
- *Auf der Inhaltsebene* grenzt er sich aber deutlich, klar und bestimmt ab („... aber zwecklos!").

An dieser Stelle muss dem Therapeuten auch klar sein: Wenn er nicht nur als Therapeut, sondern auch als Person gemeint und angesprochen wird, sollte er sowohl als Therapeut als auch als Person antworten und Stellung nehmen. Erhält er z. B. ein persönliches Beziehungsangebot (etwa für eine Liebesbeziehung), dann sollte er äußern, dass

- er als Therapeut dieses Angebot nicht annehmen kann, da es gegen therapeutische Regeln verstößt, und
- er nicht in die Klientin verliebt ist, sich das nicht ändern wird und er auch deshalb keine Beziehung eingehen will und wird. (= Stellungnahme als Person)

Wenn er nur als Therapeut reagiert, kann es sein, dass der Klient sich persönlich ignoriert fühlt, den Therapeuten für inkompetent hält und/oder weiter „baggert" („Wenn Sie das als Therapeut nicht dürfen, dann beenden wir die Therapie und haben Sex").

Der Klient kann also den Eindruck bekommen, dass der Therapeut sich hinter seiner Therapeutenrolle versteckt, und das hat in einer Therapie fast immer negative Konsequenzen.

Weiterführende Literatur

Sachse, R. (2019c). *Persönlichkeitsstörungen.* 3. Auflage. Göttingen: Hogrefe.
Sachse, R. (2019d). *Personality Disorders.* Göttingen: Hogrefe.

2. | Beziehungsmotive

In den folgenden Kapiteln soll eine psychologische Theorie von Persönlichkeitsstörungen entwickelt werden, eine Theorie darüber, wie PD „funktionieren“. Ein solches Hintergrundwissen ist unumgänglich, wenn ein Therapeut einen Klienten *verstehen* will. Die Theorie bildet zudem die Grundlage für die Ableitung therapeutischer Ziele und Strategien.

Beginnen wollen wir hier mit den Beziehungsmotiven. Beziehungsmotive spielen bei Personen mit PD eine zentrale Rolle: Sie sind ein Kernaspekt der Störung und somit wesentlich für das fachliche Verständnis. Zudem helfen sie dabei, zwischen verschiedenen PD zu differenzieren.

2.1 Was sind Motive?

Menschliche Motive spielen im Zusammenhang mit Persönlichkeitsstilen und -störungen eine große Rolle. Motive sind psychische Strukturen, die bestimmen, was ein Mensch möchte oder nicht möchte, was er anstreben oder vermeiden will, was ihm persönlich guttut und was nicht, was ihn zufrieden macht und was nicht. Aus Motiven leiten sich konkrete *Ziele* ab, die eine Person verfolgt und zu erreichen sucht (sogenannte Annäherungsziele), bzw. es leiten sich Zustände ab, die eine Person vermeiden möchte (sogenannte Vermeidungsziele; vgl. Deci, 1975, 1980; Deci & Ryan 1980a, 1980b, 1982, 2000; Ebner & Freund, 2009).

Motive sind wahrscheinlich zu einem Teil genetisch prädisponiert, entstehen aber im Wesentlichen durch frühe Erfahrungen in unserer Biografie, insbesondere durch affektive Erfahrungen mit wichtigen Interaktionspartnern (McClelland, 1958, 1987). Motive legen sich dann mit der Zeit fest, sie können im Jugendalter zwar noch modifiziert werden, bleiben aber im Wesentlichen konstant.

Motive bilden eine sogenannte Motiv-Hierarchie: Jede Person weist immer mehrere Motive auf. Diese sind zu einem bestimmten Zeitpunkt aber nie gleich wichtig: Es gibt ein besonders wichtiges Motiv und danach einige weniger wichtige. Die Motive sind damit in einer Hierarchie der persönlichen Wichtigkeit angeordnet.

Das wichtigste Motiv (das „Leitmotiv“) ist das, das zurzeit den größten Einfluss auf die Psyche der Person ausübt. Die Person versucht vor allem, *dieses* Motiv zu befriedigen. Und dieses Motiv beeinflusst das Denken, Fühlen und Handeln der Person am stärksten. Die weniger wichtigen Motive müssen auch befriedigt werden und es gilt, sich auch um diese zu kümmern: Das hat jedoch meist keine Priorität.

Motive werden durch bestimmte Situationen aktiviert. Wenn sie aktiviert sind, rufen sie bestimmte Bedürfnisse, Wünsche, Sehnsüchte u. Ä. hervor. Diese Bedürfnisse kann eine Person wahrnehmen und sie kann sich entscheiden, ob sie ihr Handeln auf eine Befriedigung dieser Bedürfnisse ausrichten soll: Tut sie das, hat sie eine Chance, das Bedürfnis zu befriedigen. Sie kann ein Bedürfnis jedoch auch ignorieren: Dann kann sie es in der Regel nicht befriedigen.

Motive, deren Bedürfnisse oft befriedigt werden, werden „gesättigt" und dadurch für die Person weniger relevant. Sie steigen in der Motiv-Hierarchie ab und beeinflussen damit die psychischen Prozesse weniger. Man kann annehmen, dass der psychologische Sinn dieses Prozesses darin liegt, dass andere Motive der Person „auch zum Zuge" kommen.

Motive, die nur sehr selten oder über lange Zeit gar nicht befriedigt werden, werden dagegen immer „dringender" (so wie Hunger immer größer wird, je länger man nichts isst).

> Durch Nicht-Befriedigung wird ein Motiv immer relevanter. Es steigt in der Hierarchie auf und beeinflusst das psychische Geschehen in immer stärkerem Maße: Es wird dominant.

Man kann eine Reihe unterschiedlicher Motive unterteilen. Klassischerweise werden in der Psychologie drei Motive definiert: Leistung, Anschluss und Macht. Man kann jedoch noch mehr relevante Motive feststellen, die sogenannten Beziehungsmotive: Sie lösen in einer Person Bedürfnisse danach aus, von Interaktionspartnern in bestimmter Weise behandelt zu werden bzw. eine bestimmte Art von Beziehungsfeedback zu erhalten. Im vorliegenden Kontext sind diese Beziehungsmotive von besonderer Bedeutung.

2.2 Beziehungsmotive und -bedürfnisse

In der Biografie einer Person bilden sich Beziehungsmotive heraus, Strukturen, die ein Bedürfnis erzeugen, von anderen Menschen bestimmte Beziehungssignale zu erhalten: Man möchte in bestimmter Art und Weise vom Interaktionspartner behandelt werden (bzw. nicht behandelt werden) und / oder man möchte eine bestimmte Art von Feedback erhalten (bzw. nicht erhalten).

Wir unterscheiden sechs solcher Beziehungsmotive:

- Anerkennung
- Wichtigkeit
- Verlässlichkeit
- Solidarität
- Autonomie
- Grenzen / Territorialität

Das Motiv nach *Anerkennung* erzeugt das Bedürfnis, von Interaktionspartnern rückgemeldet zu bekommen, dass man als Person okay, schätzenswert, liebenswert u. a. ist.

Je nach Person möchte man zudem noch andere Arten von Feedback erhalten, zum Beispiel Feedback darüber, wie intelligent, (leistungs)fähig, ausdauernd, erfolgreich oder wie attraktiv man ist, welche anziehenden Eigenschaften man hat, wie gut man aussieht u. a.

Menschen mit einem stark ausgeprägten Anerkennungsmotiv wünschen sich von ihren Interaktionspartnern ein positives Urteil über die eigene Person.

Wichtigkeit ist das Motiv, das ein Bedürfnis danach erzeugt, im Leben des Interaktionspartners eine zentrale Rolle zu spielen, wichtig für ihn (oder sie) zu sein und eine Bedeutung für das Gegenüber zu haben.

Menschen mit einem starken Wichtigkeitsmotiv möchten Botschaften hören wie:

- Du bist eine Bereicherung für mein Leben.
- Ich brauche dich.
- Ich möchte mit dir zusammen sein.

Dieses Bedürfnis gliedert sich in verschiedene Unterziele: So will man z. B.

- ernst genommen, gehört und wahrgenommen werden,
- zugehörig sein,
- vom Interaktionspartner „umkümmert“ werden und vor allem:
- Aufmerksamkeit!

Gemäß der Logik dieses Motivs erhält man all das von einem Interaktionspartner, wenn man ihm wirklich wichtig ist. Ist man das nicht, hat der Interaktionspartner keine Veranlassung, derartige Signale zu senden. Und daraus folgt auch der Schluss: Erhält man von einem Interaktionspartner solche Signale *nicht*, ist man für ihn unwichtig.

Das Motiv nach *Verlässlichkeit* führt zu dem Bedürfnis, von einem Interaktionspartner versichert zu bekommen, dass die Beziehung stabil und belastbar ist und weiterhin andauern wird.

Man will Feedback der Art:
- Ich werde bei dir bleiben.
- Ich werde dich nicht verlassen.
- Konflikte stellen unsere Beziehung nicht infrage.

Das Motiv nach *Solidarität* beinhaltet das Bedürfnis, vom Interaktionspartner Botschaften zu bekommen, die besagen, dass er im Ernstfall für einen da ist, dass man Hilfe, Unterstützung, Schutz u. a. erhält, wenn man das braucht.

Menschen mit einem starken Solidaritätsmotiv schätzen also Botschaften wie:
- Wenn du mich rufst, dann komme ich.
- Wenn du Hilfe brauchst, bekommst du sie.
- Wenn du Schutz brauchst, dann erhältst du sie. U. Ä.

Psychologisch betrachtet, kann man annehmen, dass Solidarität in der Biografie eines Menschen ein besonders wichtiges Motiv war. Als Kind ist man schutzlos und extrem auf die erwachsenen Bezugspersonen angewiesen. Deren Unterstützung ist nicht nur für das eigene Wohlbefinden wichtig: Es ist existentiell wichtig, lebensnotwendig!

Daher ist es nicht einfach nur unangenehm, wenn dieses Motiv nicht befriedigt wird, es wirkt vielmehr oft existentiell bedrohlich.

Das ist der Grund, warum die Annahme, man erhalte keine Solidarität, oft starke Bedrohungsgefühle auslöst und man subjektiv die Tatsache, dass sich ein Interaktionspartner mit „Angreifern“ verbündet, als Verrat betrachtet, als eine besonders starke Verletzung. Und dies ist auch der Grund dafür, warum eine Erinnerung an mangelnde Solidarität in der Kindheit oft eine besonders starke Trauer auslöst.

Das Motiv nach *Autonomie* erzeugt das Bedürfnis, selbst über bestimmte Bereiche seines Lebens zu bestimmen und bestimmen zu dürfen: eigene Entscheidungen zu treffen, nicht bevormundet oder kontrolliert zu werden u. a.

Von Interaktionspartnern will man Botschaften wie:
- Ich respektiere deine Autonomie (in bestimmten Bereichen).
- Ich lasse dich (dort) selber entscheiden.
- Ich kann zwar meine Meinung dazu sagen, versuche aber nicht, dich zu bevormunden oder zu kontrollieren.

Autonomie ist aufgrund des sogenannten Reaktanz-Phänomens ein besonderes Motiv: Nach der Theorie von Brehm (1968, 1972; Gniech & Grabitz, 1984) erzeugt der Eindruck, man werde in seiner Freiheit eingeschränkt, eine Reaktanz, also eine Gegentendenz, sich jetzt extra nicht zu beugen, extra nicht zu kooperieren. Reaktanz ist in gewisser Weise eine „erwachsene Form von Trotz": Die Person macht dicht, will ihren Willen durchsetzen und sich gar nichts mehr sagen lassen.

Psychologisch betrachtet, ist Autonomie von großer Bedeutung: Weist eine Person ein hohes Autonomiemotiv auf, dann wird sie auf alle Einschränkungen, Bevormundungen, Kontrollversuche u. Ä. besonders allergisch reagieren. Man kann also sagen: Personen mit hohem Autonomiemotiv sind stark reaktanzempfindlich. Dies ist sowohl für Therapeuten als auch für Interaktionspartner wichtig zu wissen: Schränke ich solche Personen ein, wird es mit hoher Wahrscheinlichkeit (massive) Interaktionsprobleme geben!

Das Motiv nach *Grenzen/Territorialität* führt zu dem Bedürfnis, eigene Grenzen um seine Domäne zu ziehen und diese als *sein* Territorium zu betrachten. Als Domäne bezeichnet man alle Aspekte, die man als zu sich gehörig betrachtet, z. B.:

- den eigenen Körper,
- das eigene Zimmer,
- das Tagebuch,
- die Post u. a.

Interaktionspartner sollen die Grenzen respektieren und nicht ohne Erlaubnis überschreiten.

Den Bereich innerhalb der Grenzen kann man als sein Territorium betrachten, also als einen Teil der Domäne, der besonders geschützt werden muss und der nur wenigen Personen zugänglich sein soll.

Mit einem hohen Grenzmotiv will man vom Interaktionspartner Botschaften wie:

- Ich respektiere deine Grenzen.
- Ich werde sie nur mit deiner Erlaubnis überschreiten.
- Ich respektiere einen Teil deiner Domäne als *dein* Territorium.
- Ich werde es nur mit deiner Erlaubnis betreten
- und auf dem Territorium nichts tun, was du nicht willst.

Eine besonders wichtige Grenze ist die „Körpergrenze": Man will nur von bestimmten Personen berührt und von ganz wenigen intim berührt werden. Den „personal space", den persönlichen Mindestabstand, haben Interaktionspartner einzuhalten: Überschreiten sie diese Grenze, löst das ein deutliches Unbehagen aus.

2.3 Frustration von Motiven

Man muss davon ausgehen, dass Kinder schon früh (mit drei bis fünf Jahren) relativ ausgeprägte Beziehungsmotive aufweisen. Und sie zeigen auch schon eine Motiv-Hierarchie: Für sie ist die Befriedigung bestimmter Motive von großer Bedeutung.

Kinder sind in ihrer Biografie in besonderem Maße darauf angewiesen, ihre Bedürfnisse von primären Bezugspersonen befriedigt zu bekommen. Das sind meist die Eltern, manchmal vor allem *ein* Elternteil, aber es können auch andere Personen wie Großeltern u. a. sein.

Im Laufe der Zeit wird das Feedback von Peers wesentlich, aber lange bleiben die Botschaften von den primären Personen zentral.

Im Hinblick auf die Befriedigung oder Frustration wichtiger Beziehungsmotive können Kinder mit ihren primären Bezugspersonen unterschiedliche Erfahrungen machen. Im positiven Fall befriedigen Bezugspersonen die zentralen Motive in relativ hohem Maße: Ein Kind mit einem starken Wichtigkeitsmotiv erhält immer wieder entsprechendes Feedback. Es wird gesehen, gehört, ernst genommen, erhält Aufmerksamkeit usw.

Natürlich können Eltern ein kindliches Motiv nicht durchgängig befriedigen. Sie können nicht nur das tun, was Kinder gerne hätten – das ist nicht möglich und wäre auch gar nicht sinnvoll (Sachse & Fasbender, 2016). Aber sie können sich immer wieder darum bemühen, dem Kind Wichtigkeitssignale zu geben. Geschieht das, dann machen Kinder positive Erfahrungen im Hinblick auf diese Motive. Und aufgrund dieser Erfahrungen, die sie konsistent über längere Zeit machen, kommen sie zu Schlussfolgerungen, die immer wieder bestätigt werden und aus denen sich sogenannte Schemata bilden (vgl. Kapitel 3), in diesem Fall also positive Schemata auf dem Wichtigkeitsmotiv. Das Kind zieht den Schluss:

- Ich bin wichtig.
- Ich spiele im Leben anderer (wichtiger) Personen eine Rolle.
- Ich habe anderen etwas zu bieten.
- Ich bin eine Person, die man ernst nimmt.

Solche Annahmen sind sogenannte Selbstschemata, also Annahmen über die eigene Person. Und in diesem Fall sind die Annahmen (überwiegend) positiv. Das Kind entwickelt aufgrund seiner Erfahrungen mit Interaktionspartnern aber auch Annahmen darüber, wie man in Beziehungen behandelt wird und was man in Beziehungen erwarten kann:

- In Beziehungen erhält man Aufmerksamkeit.
- In Beziehungen wird man ernst genommen.
- In Beziehungen wird man gesehen oder gehört usw.

Diese Annahmen bezeichnen wir als Beziehungsschemata. Solche positiven Selbst- und Beziehungsschemata führen bei dem Kind dazu,
dass es Vertrauen zu sich selbst hat,

- dass es Vertrauen in andere Personen hat,
- dass es in Beziehungen mit positivem Feedback rechnet,
- dass es Beziehungen positiv einschätzt,
- dass es sich gut auf Beziehungen einlassen kann.

Nun kann das Kind im Hinblick auf wichtige Beziehungsmotive aber auch negative Erfahrungen machen. Es erhält durchweg über längere Zeit Botschaften wie:

- Wir hören dir nicht zu oder nehmen dich nicht wahr.
- Du „läufst so mit".
- Wir nehmen dich nicht ernst.
- Wir geben dir keine Aufmerksamkeit. U. Ä.

Erhält eine Person ein solches Feedback konsistent über längere Zeit, dann bilden sich negative Schemata. Die Folge sind negative Selbstannahmen wie:

- Ich bin nicht wichtig.
- Ich habe anderen nichts zu bieten.
- Ich werde nicht ernst genommen oder nicht wahrgenommen.
- Niemand kümmert sich um mich. U. a.

Solche Selbstschemata erzeugen ein geringes Zutrauen zu sich selbst: Man zweifelt an seinem Wert für andere, an seinen Eigenschaften, daran, andere für sich gewinnen zu können, u. a.

Und es bilden sich ebenfalls negative Beziehungsschemata wie:

- In Beziehungen erhält man keine Aufmerksamkeit.
- In Beziehungen wird man nicht ernst genommen, nicht wahrgenommen.
- In Beziehungen wird man ignoriert, spielt keine Rolle.
- In Beziehungen kümmert sich niemand um einen. Usw.

Die negativen Beziehungsschemata führen zu interaktionellem Misstrauen: Man nimmt an, in Beziehungen eher schlecht behandelt zu werden, ignoriert zu werden, keine Aufmerksamkeit zu erhalten u. a. Das bedeutet, man geht davon aus, dass man in Beziehungen wichtige Bedürfnisse nicht befriedigt bekommen wird. Das erschwert es einer Person, sich vertrauensvoll auf eine Beziehung einzulassen, entspannt und positiv gestimmt in eine Beziehung zu gehen. Es führt dazu, dass man vorsichtig ist, eher mit unangenehmen Effekten rechnet, „sich bedeckt hält".

Das, was hier paradigmatisch über das Wichtigkeitsmotiv ausgeführt wurde, gilt entsprechend für alle Motive:

Eine konsistente Frustration jedes Motivs führt zu entsprechenden negativen Schemata.

Aus den Überlegungen ergibt sich noch eine andere Schlussfolgerung: Die negativen Schemata, die sich durch die Frustration eines Motivs bilden, sind immer „Negationen des Motivs". Wie wir gesehen haben, führt die Frustration des Wichtigkeitsmotivs

- zu Selbstschemata der Art „ich bin nicht wichtig";
- zu Beziehungsschemata der Art „in Beziehungen erhält man keine Wichtigkeitsbotschaften".

Das Motiv drückt aus: „Ich möchte wichtig sein." Aber: Das entsprechende Selbstschema vermittelt der Person: „Ich bin nicht wichtig." Und: Das Beziehungsschema führt zu der Erwartung: „In Beziehungen bin ich nicht wichtig."

Auf Basis jedes Beziehungsmotivs bilden sich durch entsprechende Erfahrungen „zu dem Motiv gehörende" Schemata (die für das jeweilige Motiv charakteristisch sind). Diese Schemata können im Idealfall positiv sein; oftmals sind sie aber negativ, also dysfunktional. Solche dysfunktionalen Schemata stellen immer die „Negationen" des Motivs dar.

Für Personen mit PD ist es typisch, dass sie in ihrer Biografie mit wichtigen Interaktionspartnern negative Erfahrungen auf einem (oder sogar mehreren) Beziehungsmotiv(en) gemacht haben: und das konsistent und über lange Zeit. Dadurch haben sie negative Selbst- und Beziehungsschemata entwickelt. Und diese Schemata sind immer dem frustrierten Beziehungsmotiv „zugeordnet". Daher zeigen Personen mit PD

- mindestens eines der Beziehungsmotive (extrem) hoch in der Motiv-Hierarchie: Dieses spielt eine dominante Rolle im Erleben und Handeln der Person und bestimmt stark, was einer Person in Beziehungen zentral wichtig ist;
- negative Selbstschemata, also negative Annahmen über sich selbst, die eng mit dem Motiv in Zusammenhang stehen;
- negative Beziehungsschemata, die man als Negationen des Beziehungsmotivs auffassen kann.

Weiterführende Literatur

Sachse, R. (2016c). Klärungsorientierte Verhaltenstherapie der histrionischen Persönlichkeitsstörung. *PTT-Persönlichkeitsstörungen: Theorie und Therapie, Hysterie,* 20.3, 213–222.

Sachse, R. (2017b). Beziehungsgestaltung in der Klärungsorientierten Verhaltenstherapie. In: *Verhaltenstherapie und Verhaltensmedizin,* 38, 344–359. Göttingen: Hogrefe.

3. Schemata

Jeder Mensch hat eine Reihe von Grundüberzeugungen in Form sogenannter Schemata, die in hohem Maße sein Denken, Fühlen und Handeln determinieren. Bei PD-Klienten sind dysfunktionale, also negative Schemata von großer Bedeutung. (Zu einer ausführlichen Diskussion des Schema-Begriffs in der Psychotherapie siehe Sachse 1992, 1997, 2004a, 2016c, 2019c.)

3.1 Was sind Schemata?

Alle Menschen weisen eine Vielzahl von Überzeugungen oder Glaubenssätzen auf. Wir glauben, dass wir selbst kompetent sind, dass man sich auf Freunde verlassen kann, dass man Politikern nicht trauen kann, dass die Erde um die Sonne kreist usw. usw.

Glaubensannahmen bestimmen unser Leben: Manche dieser Annahmen sind empirisch gut abgesichert (wissenschaftliche Annahmen), manche sind gut durch persönliche Erfahrungen gestützt (validiert), es gibt aber auch Annahmen, die nicht empirisch valide sind, und wir glauben auch vieles, was empirischen Daten eindeutig widerspricht („Globuli heilen Krankheiten"). Wir tun das, weil Annahmen für uns wichtig sind und wir sie glauben *wollen* und / oder weil wir sie im Laufe unseres Lebens so gelernt haben (Sachse, 2020c).

In diesem Zusammenhang sind vor allem zwei Arten von Überzeugungen hochrelevant:

- Überzeugungen bezüglich der eigenen Person und
- Überzeugungen zwischenmenschliche Beziehungen betreffend.

Überzeugungen sind Annahmen, die wir glauben (oder an die wir glauben wollen) und an denen wir uns orientieren können. Sie stellen unsere persönlichen Leitlinien dar, eine Art „inneres GPS".

Unsere Überzeugungen bestimmen unsere Erwartungen darüber, wie Realität „funktioniert", und dadurch lenken sie unsere Interpretationen von Situationen in sehr hohem Maße.

Sind sie realistisch, führen sie oft zu richtigen Schlussfolgerungen, die zu günstigem Handeln führen. Sind sie falsch und ungünstig, erzeugen sie falsche Schlussfolgerungen, die zu falschen Interpretationen und Handlungen führen und damit Kosten verursachen.

Überzeugungen bezüglich der eigenen Person umfassen vor allem (positive und negative) Annahmen darüber,

- wer man ist oder nicht ist,
- was man kann oder nicht kann.

Positive Annahmen können sein:

- Ich bin kompetent.
- Ich bin leistungsfähig.
- Ich bin verlässlich.
- Ich bin attraktiv.

Usw.

Negative Annahmen sind z. B.:

- Ich bin nicht intelligent.
- Ich kann nichts.
- Ich kann Erwartungen nicht erfüllen.
- Ich sehe nicht gut aus.

U. a.

Wir Menschen weisen aber nicht nur Annahmen über uns selbst auf. Wichtig ist, dass wir auch Überzeugungen Beziehungen betreffend haben, und zwar darüber,

- was man in Beziehungen zu erwarten hat und was nicht,
- wie Beziehungen funktionieren oder nicht funktionieren.

Auch im Hinblick auf Beziehungen gibt es wiederum positive oder negative Annahmen. Positive Beziehungsannahmen sind z. B.: In Beziehungen

- bekommt man Anerkennung,
- erhält man Aufmerksamkeit,
- wird man ernst genommen,
- findet keine Bevormundung statt usw.

Oder auch: Beziehungen sind

- verlässlich,
- stabil,
- solidarisch u. a.

Negative Beziehungsannahmen sind z. B.: In Beziehungen

- wird man kritisiert und abgewertet,
- wird man nicht ernst genommen,
- wird man bevormundet.

Oder: Beziehungen
- sind nicht verlässlich,
- bringen persönlich nichts u. Ä.

Die Überzeugungen bilden sich nach und nach, indem man konsistent immer wieder ähnliche Erfahrungen macht, aus denen generalisierte Schlüsse gezogen werden.

Solche Arten von Überzeugungen bilden sich in der Biografie durch entsprechende Erfahrungen mit primären Interaktionspartnern, insbesondere den Eltern.

Das bedeutet z. B., dass man aus der Tatsache, dass der eigene Vater einen abwertet, *nicht* schließt: „Mein Vater schützt mich nicht", sondern man kommt zu dem Schluss „Ich bin nicht o. k.!" und „In Beziehungen wird man abgewertet".

Schemata weisen so gut wie immer solche (massiven) Übergeneralisierungen auf und sind allein dadurch schon unzutreffend (was man als Therapeut bei einer Bearbeitung der Schemata gut nutzen kann!).

3.2 Die psychologische Wirkung von Schemata

Aus einer Überzeugung wird ein Schema, wenn
- die Person diese Überzeugung für wahr hält,
- wenn sie die Überzeugung in generalisierter Form glaubt,
- wenn diese Überzeugung so relevant wird, dass sie nicht nur isoliert existiert, sondern zu einer „persönlichen Leitlinie" wird,
- an der die Person sich orientiert
- und die sie verwendet, um Situationen zu interpretieren und zu bewerten.

Eine Überzeugung wird dann von einer reinen Annahme zu einem psychischen Steuerungsfaktor, der das Denken, Fühlen und Handeln der Person entscheidend mitbestimmt.

Hat eine Person erst einmal ein Schema mit einem bestimmten Inhalt entwickelt (z. B. „Ich bin inkompetent"), steuert das Schema in hohem Maße die aktuelle Informationsverarbeitung und die Handlung der Person. Dass ein Schema vorliegt, bedeutet, dass
- diese Annahme durch eine bestimmte Situation (in diesem Fall eine „Leistungssituation") aktiviert wird,
- die Aktivierung bottom-up von der Situation aus erfolgt und das Schema salient macht,

- die Aktivierung automatisch erfolgt, d. h., die Person hat darüber wenig Kontrolle und sie kann die Aktivierung auch nicht willkürlich herstellen,
- eine Aktivierung der Annahmen sogenannte automatische Gedanken produziert: Gedanken, die spontan entstehen, die die Person gar nicht denken will und die sich aufdrängen (intrusiv sind),
- durch solche Gedanken eine Situation in bestimmter Weise interpretiert wird: So wird die Situation (z. B. „Ich soll einen Vortrag halten) als nicht zu bewältigen bewertet und ein Scheitern antizipiert.
- dadurch emotionale „Appraisal-Prozesse“ gestartet werden können (aber nicht müssen): „Ich kann mich blamieren, das wäre peinlich und hätte massive negative Konsequenzen“ usw.,
- diese Appraisal-Prozesse dann aktuelle Angst auslösen können,
- die zu (starken) Flucht- oder Vermeidungsreaktionen führen können.

Es wird deutlich, dass niemals die Situation an sich Reaktionen hervorruft, sondern immer erst die Interpretation der Situation auf Basis der Schemata.

Alle diese Interpretationen sind nicht zwingend: Wenn die Person annähme, „ich bin kompetent und den Aufgaben gewachsen“, würde dieselbe Situation zu ganz anderen Effekten führen. Die Aufgabe, einen Vortrag zu halten, würde Interpretationen erzeugen wie: „Ich kann das! Das werde ich gut machen.“ Daraus würde eine starke Annäherungstendenz entstehen, die Person könnte sich auf die Herausforderung freuen und positive Ergebnisse erwarten.

Damit sind Schemata viel relevanter als die Situation selbst. Therapeutisch ist die Klärung von Schemata das Entscheidende, nicht die Analyse der Situation (vgl. Sachse, 1992, 2003)!

Damit gilt:

- Ein Schema, nicht die Situation selbst, bestimmt, welche Kognitionen und Interpretationen aktuell erzeugt werden.
- Diese beeinflussen das Denken, Fühlen und Handeln einer Person jeweils in extrem starkem Maße.

Positive Selbstschemata wie „ich bin kompetent“ usw. führen in bestimmten Situationen

- zu positiven Einschätzungen,
- zu Selbstvertrauen,
- zur Erwartung positiver Ergebnisse,
- zu positiven Emotionen,
- zu Annäherungshandlungen.

Negative Selbstschemata wie „ich kann nichts“ führen zum Gegenteil:

- zu negativen Einschätzungen,
- zu Erwartungen zu scheitern,
- zur Erwartung negativer Konsequenzen,
- zu negativen Emotionen,
- zu Vermeidungs- oder Fluchtverhalten.

Positive Beziehungsschemata wie „in Beziehungen wird man respektiert und ernst genommen“ führen dazu, dass eine Person

- einem Interaktionspartner vertraut,
- darauf vertraut, gut behandelt zu werden,
- vertrauensvoll in eine Beziehung geht,
- eine Bindung eingeht und
- sich eine Beziehung positiv entwickeln kann.

Negative Beziehungsschemata wie „in Beziehungen wird man kritisiert und abgewertet“ führen dagegen dazu, dass eine Person

- einem Interaktionspartner (in bestimmter Hinsicht) misstraut,
- erwartet, in der Beziehung (in bestimmter Weise) schlecht behandelt zu werden,
- misstrauisch in eine Beziehung geht,
- sich nur schwer auf eine Bindung einlassen kann,
- lange braucht, bis sich die Beziehung weiterentwickeln kann.

3.3 Psychische Kompensation: Normen und Regeln

Negative Schemata stellen in der Psyche einer Person ein Problem dar, da sie zu negativen Erwartungen, negativen Handlungen und negativen Effekten (Kosten) führen. Solche Annahmen verunsichern die Person und führen zu einem negativen Selbstwerterleben. Gewissermaßen stellen solche Annahmen in der Psyche der Person ein „schwarzes Loch“ dar. Daraus entsteht eine starke Tendenz, dieses Defizit zu kompensieren, es ausgleichen, unter Kontrolle halten zu wollen o. Ä. (Man kann dies auch als eine Tendenz zur „Dissonanzreduktion“ auffassen.)

Eine Norm ist eine Vorschrift, die ein Mensch für sich selbst bildet und die er für sich selbst als verbindlich ansieht. Eine Norm besteht aus „Ich-muss“-, „Ich-sollte“- oder „Ich-darf-nicht“-Sätzen.

Daraus resultieren Kompensationsbemühungen und aus solchen die Bildung sogenannter kompensatorischer Schemata. Hat eine Person ein Selbstschema wie „Ich bin nicht intelligent“, „Ich bin ein Versager“, „Ich bewirke nichts“, dann kann sie ein kompensatorisches Schema in Form einer Norm bilden.

Für das dargestellte Selbstschema könnte die kompensatorische Norm z. B. lauten:
- Sei erfolgreich!
- Leiste so viel wie möglich!
- Mach keine Fehler!
- Zeige keine Schwächen! Usw.

Kompensatorisch wird die Norm aus mehreren Gründen:
- Die Person kann sich selbst und Interaktionspartnern gegenüber sagen, dass sie ihr Bestes tun will, um das Defizit auszugleichen.
- Die Norm führt dann zu Handlungen, die (bei realen Fähigkeiten) zu Erfolgen führen.
- Diese haben eine Hemmung des negativen Selbstschemas zur Folge (die zwar nicht dauerhaft, jedoch immer wieder zumindest z. T. erfolgreich ist) und
- können zur Bildung eines kompensatorischen positiven Selbstschemas führen.

Eine Norm kann für eine Person unterschiedlich verbindlich sein:
- Es gibt Normen, die absolut zwingend sind, an die sie sich subjektiv ohne Ausnahme halten muss: Diese Normen können sehr einschränkend und dominant sein.
- Es gibt aber auch Normen, die für eine Person eher den Charakter von „Empfehlungen“ haben und daher kaum Einfluss ausüben.

Ebenso gibt es Normen,
- die so umfassend sind, dass sie sehr viele Lebensbereiche tangieren, wie die Norm „Sei der Beste!“. Um diese Norm zu erfüllen, muss ein Mensch praktisch sein ganzes Leben danach ausrichten: Die Norm ist damit von extremer Relevanz;
- die nur wenige Bereiche betreffen, die sich also kaum nennenswert auf das Leben der Person auswirken.

Zur Kompensation negativer Beziehungsschemata eignen sich Normen jedoch nur begrenzt, denn man erwartet ja negatives Feedback von *anderen* und *das* muss man unter Kontrolle bekommen. Daher entwickeln die meisten Menschen sogenannte Regeln.

Regeln sind Vorschriften, die ein Mensch seinen Interaktionspartnern macht, und er erwartet, dass diese sich daran halten.

Hat eine Person z. B. ein Beziehungsschema der Art „in Beziehungen wird man kritisiert und abgewertet“ entwickelt, dann kann sie Regeln aufstellen wie:
- Man hat mich nicht zu kritisieren!
- Man hat mich respektvoll zu behandeln!
- Man hat mir positives Feedback zu geben! U. a.

Halten sich Interaktionspartner an diese Regel, kann die Person das Eintreten der erwarteten negativen Beziehungskonsequenzen wirksam verhindern. Daher stellen Regeln aus ihrer Sicht zunächst einmal eine gute Kompensation für negative Beziehungsschemata dar. Ähnlich wie bei Normen kann eine Person

- eine Regel für Interaktionspartner als eine Art Wunsch formulieren: „Es wäre schön, man würde mich respektvoll behandeln." Das lässt einem Interaktionspartner ein hohes Maß an Freiheit;
- eine Regel als massive Vorschrift formulieren, an die sich ein Interaktionspartner auf alle Fälle zu halten hat: „Man hat mich respektvoll zu behandeln, und wehe, wenn nicht!" Solche Regeln schränken Interaktionspartner stark ein und führen schnell zu Reaktanz.

Normen und Regeln haben für einen Menschen also wichtige Funktionen:

- Die Norm ermöglicht der Person, etwas zu tun, was den negativen Selbstannahmen entgegenwirkt: Die Norm „Sei der Beste!" neutralisiert das Schema „Ich bin ein Versager!" zumindest so lange, wie die Person der Norm folgen kann, also eine Kompensation aktiv betreiben kann;
- die Regeln halten die soziale Umwelt unter Kontrolle, sodass die negativen Erwartungen, die durch die Beziehungsschemata erzeugt werden, nicht eintreten können – zumindest hofft die Person das.

Leider führen Normen und Regeln aber zu hohen Kosten: Normen treiben uns an und setzen uns unter Druck. Das kann dazu führen, dass wir uns selbst zu viel aufbürden, uns „auspowern", unsere eigenen Belastungsgrenzen ignorieren und damit unsere Gesundheit gefährden.

> Normen können zu (massiven) Gesundheitskosten führen.

Regeln setzen zudem oft unsere Interaktionspartner unter Druck und schränken diese ein. Die Reaktionen fallen dementsprechend (stark) negativ aus, wodurch (massive) interaktionelle Probleme entstehen.

> Regeln führen oft zu (starken) Interaktionskosten!

3.4 Klärung und Bearbeitung von Schemata

Dysfunktionale Schemata spielen bei einer Persönlichkeitsstörung eine sehr große Rolle: Sie bedingen (massive) Selbstzweifel, (hohes) interaktionelles Misstrauen, hohe Empfindlichkeiten und Verletzlichkeiten. Sie sind (massive) „Antreiber", die zu gesundheitlichen Problemen führen können, und sie haben ein (sehr) ungünstiges Interaktionsverhalten zur Folge, das (große) soziale Probleme erzeugt. Daher ist es erforderlich, im Therapieprozess alle vier Schema-Arten (dysfunktionale Schemata – Selbstschemata und Beziehungsschemata – sowie kompensatorische Schemata – Norm-Schemata und Regel-Schemata) zu berücksichtigen. Dabei muss man therapeutisch

- die relevanten Schemata *klären,* d. h., Therapeut und Klient müssen eine valide kognitive Repräsentation der Schemata erarbeiten;
- die Schemata müssen bearbeitet und „gehemmt“ werden, damit ihre psychologische Wirkung minimiert wird.

Klärung von Schemata bedeutet, dass der Klient in der Therapie mithilfe der Begleitung des Therapeuten

- die problemrelevanten Schemata identifiziert,
- darauf seine Aufmerksamkeit richtet,
- das Schema (durch eine Imagination einer problemrelevanten Situation) aktiviert,
- durch sogenannte automatische Gedanken auslöst (sie sind die Hinweise auf Schema-Inhalte) und
- dann systematisch verfolgt, bis die relevanten Schema-Inhalte „bewusst“ repräsentiert sind.

Schema-Bearbeitung bedeutet, dass die geklärten Schemata systematisch disputiert werden, z. B. im Ein-Personen-Rollenspiel (vgl. Seite 23), bei dem der Klient angeleitet wird, sein eigener Therapeut zu sein und seine Schemata unter der „Supervision“ des (echten) Therapeuten selbst zu bearbeiten.

Die Prozesse der Klärung und der Bearbeitung sind nicht spezifisch für Personen mit Persönlichkeitsstörungen. Sie sind (mehr oder weniger) bei allen Klienten ähnlich.

Literatur zur Klärung von Schemata:

Sachse, R. (1992). *Zielorientierte Gesprächspsychotherapie – Eine grundlegende Neukonzeption.* Göttingen: Hogrefe.

Sachse, R. (2005). Motivklärung durch Klärungsorientierte Psychotherapie. In: J. Kosfelder, J. Michalak, S. Vocks & U. Willutzki (Hrsg.), *Fortschritte der Psychotherapieforschung,* 217–231. Göttingen: Hogrefe.

Sachse, R. (2008a). Klärungsprozesse in der Psychotherapie. In: J. Margraf & S. Schneider (Hrsg.), *Lehrbuch der Verhaltenstherapie,* 3. Auflage, 227–232. Berlin: Springer.

Sachse, R. (2016a). *Klärungsprozesse in der Klärungsorientierten Psychotherapie.* Göttingen: Hogrefe.

Sachse, R. (2016b). Was sind und was sollen Klärungsprozesse? In: R. Sachse & M. Sachse (Hrsg.), *Klärungsprozesse in der Praxis II,* 15–29. Lengerich: Pabst.

Sachse, R. (2016c). Klärungsorientierte Verhaltenstherapie der histrionischen Persönlichkeitsstörung. *PTT-Persönlichkeitsstörungen: Theorie und Therapie, Hysterie,* 20.3, 213–222.

Literatur zur Bearbeitung von Schemata

Breil, J. & Sachse, R. (2009). Ein-Personen-Rollenspiel (EPR). In: S. Fliegel & A. Kämmerer (Hrsg.), *Psychotherapeutische Schätze II,* 49–53. Tübingen: dgvt-Verlag.

Fasbender, J. & Sachse, R. (2018). *Das Ein-Personen-Rollenspiel. Psychotherapie im Dialog,* 19, 11–12.

Sachse, R. (1983). Das Ein-Personen-Rollenspiel: Ein integratives Therapieverfahren. *Partnerberatung,* 4, 187–200.

Sachse, R. (2006). Die Bearbeitung dysfunktionaler Schemata im Ein-Personen-Rollenspiel. In: R. Sachse & P. Schlebusch (Hrsg.), *Perspektiven Klärungsorientierter Psychotherapie,* 255–280. Lengerich: Pabst.

Sachse, R. (2013b). Das Ein-Personen-Rollenspiel: Ein therapeutisches Rahmenmodell. *Psychotherapie im Dialog,* 3, 43–47.

Sachse, R. & Fasbender, J. (2013). Einpersonenrollenspiel. In: W. Senf, M. Broda & B. Wilms (Hrsg.), *Techniken der Psychotherapie. Ein Methodenübergreifendes Kompendium,* 83–86. Stuttgart: Thieme.

Sachse, R., Fasbender, J., Breil, J. & Sachse, M. (2011). Bearbeitung von Schemata im Ein-Personen-Rollenspiel. In: R. Sachse, J. Fasbender, J. Breil & M. Sachse (Hrsg.), *Perspektiven Klärungsorientierter Psychotherapie II,* 184–204. Lengerich: Pabst.

Sachse, R., Püschel, O., Fasbender, J. & Breil, J. (2008). *Klärungsorientierte Schema-Bearbeitung – Dysfunktionale Schemata effektiv verändern.* Göttingen: Hogrefe.

Weiterführende Literatur

Sachse, R. (1992). *Zielorientierte Gesprächspsychotherapie – Eine grundlegende Neukonzeption.* Göttingen: Hogrefe.

Sachse, R. (2019c). *Persönlichkeitsstörungen.* 3. Auflage. Göttingen: Hogrefe.

4. Manipulation

Manipulatives Handeln spielt bei Menschen mit Persönlichkeitsstilen oder -störungen eine große Rolle. Der Begriff „Manipulation“ wird hier in einem wertneutralen Sinne gemeint und bezeichnet eine Handlung, mit deren Hilfe eine Person einen Interaktionspartner dazu bringen will, etwas zu tun, was er „eigentlich“ gar nicht tun will (vgl. Sachse, 1997, 2004a, 2013a, 2014a, 2019a, 2019d).

4.1 Was bedeutet Manipulation und wie kommt es dazu?

Wenn man verstehen will, was manipulatives Handeln ist und wie und warum es zu Manipulationen kommt, muss man die Biografie desjenigen, von dem die Manipulation ausgeht, betrachten.

Wir haben in Kapitel 2 und 3 gesehen, dass Kinder starke Beziehungsmotive und negative Selbst- und Beziehungsschemata ausbilden, wenn sie eine systematische Frustration wichtiger Motive erleben: Die primären Bezugspersonen befriedigen über lange Zeit hinweg nicht die Bedürfnisse ihrer Kinder nach Aufmerksamkeit, Wertschätzung u. Ä.

Ein Kind, das ein starkes Wichtigkeitsmotiv aufweist, will entsprechende Signale von seinen Eltern erhalten: Es handelt in der Hoffnung und in der Absicht, von Vater und Mutter gesehen, gehört und ernst genommen zu werden bzw. Aufmerksamkeit zu erhalten. So malt z. B. ein fünfjähriges Mädchen ein Bild und zeigt es seinem Vater. Dies ist jedoch *keine* Botschaft auf der Inhaltsebene: Es will nicht mit dem Vater über die Inhalte diskutieren oder Feedback zu seiner Zeichentechnik erhalten. Vielmehr ist es eindeutig eine Botschaft auf der Beziehungsebene: Das Kind tut das, um den Vater dazu zu veranlassen, sich mit *ihm*, nicht mit dem Bild (!), zu befassen. Der Vater soll sich Zeit nehmen, das Mädchen fragen, was es sich gedacht hat, warum es die Katze so gezeichnet hat usw.

Tut er all dies, dann sendet er auf der Beziehungsebene Botschaften wie:

- Ich nehme mir Zeit für dich.
- Ich interessiere mich für dich.
- Es ist toll, sich mit dir zu beschäftigen.
- Ich schenke dir gerne Aufmerksamkeit. Usw.

Das alles sind Wichtigkeitsbotschaften – und genau um sie geht es! Sie befriedigen das Wichtigkeitsmotiv des Kindes.

Geht der Vater jedoch durchweg nicht darauf ein, sagt er zu der Tochter kurz angebunden: „Ja, ein schönes Bild. Jetzt lass mich Zeitung lesen", dann frustriert er das Wichtigkeitsmotiv des Kindes. Es zieht daraus den Schluss, dass es seinem Vater nicht wichtig ist. Denn wäre es das, würde er häufig(er) auf das Kind eingehen.

Damit entsteht für das Kind eine schwierige Interaktionssituation: Sein authentisches Handeln animiert den Erwachsenen nicht dazu, die Botschaften zu senden, die das Kind sich erhofft.

> Die Frustration eines Motivs bedeutet für ein Kind in der Regel, dass die erwachsene Bezugsperson kein Interesse daran hat, entsprechend auf das Kind einzugehen: Sie ist nicht von sich aus bereit, sich um eine Befriedigung des kindlichen Motivs zu kümmern.

Damit hat es psychologisch betrachtet nur die Wahl zwischen zwei Alternativen:

- Es kann seine Bemühungen im Wesentlichen aufgeben und auf die Befriedigung des Motivs verzichten. Oder:
- Es kann Strategien entwickeln, mit deren Hilfe es seine Bezugsperson dazu bringt, das zu tun, was es braucht, obwohl diese das „eigentlich" nicht beabsichtigt hatte.

Da Menschen „problemlösende Organismen" sind, tendieren Kinder oft zur zweiten Option und entwickeln entsprechende „Lösungsstrategien".

Da ein „echtes", authentisches Handeln offenbar nicht funktioniert (oder das Kind glaubt, dass sie nicht funktioniert), muss sie intransparent handeln: Der Interaktionspartner muss über die tatsächlichen Absichten im Unklaren bleiben oder getäuscht werden. Und er muss dadurch veranlasst werden, ein bestimmtes Verhalten zu zeigen.

> Den Interaktionspartner zu einem Handeln zu veranlassen, das dieser „eigentlich" gar nicht ausführen will – diese Strategien bezeichnet man als manipulativ.

4.2 Die Psychologie der Manipulation

Lassen Sie mich manipulatives Handeln an einem Beispiel illustrieren: Ein Paar hat die Vereinbarung getroffen, dass er jeden Dienstagabend mit seinen Kollegen Karten spielen kann (dafür bekommt sie an anderer Stelle einen Ausgleich). An einem Dienstagabend hat sie aber keine Lust, allein zu sein, und möchte, dass er zu Hause bleibt. Sie weiß, dass authentisches, offenes Verhalten wenig nutzen wird, denn wenn sie sagen würde: „Schatz, ich fühle mich heute allein, bitte sag deine Runde ab", bekäme sie die Antwort: „Schatz, wir haben diese Vereinbarung getroffen. Wenn du dich allein fühlst, ruf deine Mutter an." Sie geht also davon aus, dass sie auf authentischem, offenem und transparentem Weg ihr Ziel nicht erreichen kann. Also muss sie anders vorgehen. Sie muss

- das *Ziel,* das sie verfolgt („er soll zu Hause bleiben"), anders „verpacken" und
- dem Partner einen guten *Grund* dafür liefern, warum auch er dieses Ziel verfolgen sollte.

Sie weiß, dass ihr Partner die Norm vertritt, dass man sich im Ernstfall umeinander kümmert. Also sagt sie: „Schatz, ich habe solche Kopfschmerzen." Für ihn folgt daraus: Wenn sie Kopfschmerzen hat, sollte ich mich um sie kümmern. Er sagt, unter Umständen zähneknirschend, die Runde ab und bleibt zu Hause.

Analysiert man diese manipulative Strategie, dann sieht man, dass sie aus verschiedenen Teilen besteht:

- Die erste Botschaft ist ein sogenanntes Image: Ein Image ist etwas, was der Interaktionspartner von mir glauben, wissen, annehmen soll oder aber eben nicht glauben, wissen oder annehmen soll. Im vorliegenden Fall ist das Image „Ich habe Kopfschmerzen, mir geht es sehr schlecht". Das Image dient dazu, den Interaktionspartner empfänglich zu machen für den zweiten Teil der Strategie.
- Dieser besteht darin, einen Appell zu senden: Eine Botschaft der Art „Tue etwas Bestimmtes für mich!" oder „Tue etwas Bestimmtes nicht!".

Solche Appelle können explizit gesendet werden, z. B. durch die Aussage „Ich möchte, dass du hierbleibst und dich um mich kümmerst". Sehr viele Appelle werden jedoch implizit, also indirekt und verschlüsselt, gesendet, z. B.

- macht die Person durch ein Stöhnen deutlich, dass sie Hilfe braucht,
- drückt sie durch eine Körperhaltung aus, dass sie allein nicht mehr klarkommt,
- macht sie ihren Zustand durch eine gebrochene Stimme, leidende Mimik usw. deutlich.

Nur ein kleiner Teil von Appellen wird expliziert durch eine deutliche, verbale Aussage formuliert: Die meisten Appelle erfolgen indirekt. Das ist in aller Regel noch viel wirksamer, als etwas direkt zu sagen (vgl. Sachse, 2014a).

Ein Kind lernt solche manipulativen Strategien im Laufe seines Lebens, z. B.

- durch Versuch und Irrtum: Es tut etwas und bemerkt, dass das gut funktioniert, und baut dann die Strategie aus;
- indem es manipulative Strategien von Erwachsenen imitiert;
- indem es entsprechende Strategien durch das System nahegelegt bekommt: Der Vater, der seinen Sohn nicht mag, sagt z. B. „Wenn du ein guter Schüler wärst, dann würde ich dich loben" – dadurch schlägt der Vater dem Sohn eine wirksame manipulative Strategie vor!

Auf diese Weise lernt das Kind, seinen Vater effektiv zu manipulieren, um Anerkennung zu erhalten. Im Laufe der Zeit werden die Strategien immer elaborierter, ausgefeilter und angepasster. Das Kind bekommt damit aber immer nur Anerkennung für bestimmte *Handlungen,* keine Anerkennung *als Person.*

Gerade das letzte Beispiel zeigt auf, dass Manipulation nicht per se negativ bewertet werden kann, denn es wird deutlich,

- dass Kinder solche Strategien nicht aus Spaß lernen, sondern weil sie keine andere Wahl haben;
- dass solche Strategien wichtige Lösungen für schwierige interaktionelle Probleme darstellen;
- dass die Kinder die Strategien ausführen, weil sie Ziele erreichen wollen, die durchaus nachvollziehbar sind;
- dass die „Manipulierer" keineswegs „bösartig" sind.

Manipulation ist ein völlig normales und sehr weitverbreitetes Handlungsmuster: Jeder von uns manipuliert (in bestimmtem Umfang).

4.3 Wann wird Manipulation zu einem Problem?

Handelt ein Paar nach der Devise „Heute manipuliere ich dich, morgen du mich" und schafft damit einen fairen Ausgleich („Reziprozität"), dann besteht kein Problem. In solchen Fällen kann man Manipulation sogar als einen Aspekt sozialer Kompetenz auffassen.

Manipulation wird erst dann zu einem Problem, wenn der Manipulator die „Reziprozitätsregel" verletzt: Er holt durch die Manipulation „mehr aus einer Beziehung heraus", als er zurückgibt. Manipulation bedeutet, dass ich im Augenblick mehr vom Partner bekomme („mir hole"), als mir zusteht. Das ist dann o.k., wenn ich dem Partner später etwas (anderes) dafür zurückgebe. Tue ich das allerdings nicht, dann beute ich ihn aus. Das wird dieser irgendwann bemerken und zunehmend unzufriedener werden, bis er sich die Manipulation letztendlich nicht mehr gefallen lässt.

Personen mit PD lernen in ihrer Biografie, dass sie bestimmte interaktionelle Ziele nicht durch authentisches Handeln erreichen können, und schließen daraus, dass solches Handeln zwecklos ist. Sie lernen zugleich, dass intransparentes Handeln zielführend ist, und bedienen sich manipulativer Strategien, die sie weiter ausbauen und elaborieren.

Man muss sich klarmachen, dass das Ausmaß, in dem eine Person manipulative Strategien einsetzt, mit dem Ausmaß der Persönlichkeitsakzentuierung korreliert.

Personen mit einem bestimmten Stil manipulieren auch, halten sich dabei aber meist an die Reziprozitätsregel: Damit ist Manipulation eine Ressource! Sie sorgen immer wieder für Ausgleich, sodass der Partner nicht unzufrieden wird.

Personen mit starker Akzentuierung, die man als „Störung" bezeichnen kann, manipulieren meist in sehr hohem Maße und verletzen dabei die Reziprozitätsregel stark: Sie manipulieren ständig, spannen den Partner also stark für sich ein, ohne ihm nennenswert etwas zurückzugeben. Dadurch fühlt der Partner sich ausgebeutet und wird zunehmend unzufrieden, was zu einer Verschlechterung der Beziehung führt. Auf diese Weise erzeugt Manipulation sehr viel mehr Kosten als Gewinne!

Da Manipulation aber in der Biografie erfolgreich war, haben die Personen solches Verhalten nicht als problematisch abgespeichert: Sie glauben, dass ihnen die Manipulation „zusteht" oder dass sie o.k. ist („Ich-Syntonie"), und erkennen meist nicht, dass sie durch solches Verhalten interaktionelle Krisen erst *erzeugen*. Daher kommen sie selbst bei massiven Beziehungskrisen oft nicht zu dem Schluss, dass sie selbst die Ursache der Krise sind und ihr Handeln dringend reflektieren sollten. Sie wollen auch nicht als manipulativ angesehen werden und weichen aus, wenn jemand (z. B. ein Therapeut) sie damit konfrontiert.

Weiterführende Literatur

Sachse, R. (2014a). *Manipulation und Selbsttäuschung. Wie gestalte ich mir die Welt so, dass sie mir gefällt: Manipulationen nutzen und abwenden.* Berlin: Springer.

5. Tests

Sogenannte Tests (auch „Interaktionstests“ oder „Beziehungstests“) sind ein weiteres Merkmal von Personen mit Persönlichkeitsstilen oder -störungen. Tests sind spezielle Handlungen, mit deren Hilfe Menschen feststellen („testen“) wollen, ob ihr Gegenüber das, was es tut, wirklich ernst meint, ob es verlässlich ist und man ihm trauen kann.

5.1 Was sind Tests?

Tests kommen durch eine bestimmte Konstellation psychologischer Variablen zustande. Sie sind eine Aktion, deren Ziel darin besteht, über den Status der Beziehung zu einem Interaktionspartner Klarheit zu bekommen. Um das zu verstehen, sollten wir uns die psychische Konstellation eines Menschen noch einmal unter einem bestimmten Gesichtspunkt anschauen (vgl. Sachse, 2019c):

Wie ausgeführt weisen alle Personen mit Persönlichkeitsstörungen zumindest ein Beziehungsmotiv auf, das hoch in der Motiv-Hierarchie steht, d.h., sie haben ein (sehr) starkes Bedürfnis danach, von einem Interaktionspartner eine bestimmte Art von Beziehung „angeboten“ zu bekommen.

Befriedigt der Interaktionspartner durch sein Handeln dieses Bedürfnis, indem er der Person das gewünschte Feedback gibt, wird das Motiv (im Augenblick) befriedigt. Das löst bei der Person einen angenehmen, affektiven Zustand aus. Sie fühlt sich mit dem Interaktionspartner wohl und entwickelt eine Tendenz, sich auf eine Beziehung einzulassen.

Leider ist das jedoch nicht die ganze Geschichte: Wie wir gesehen haben, haben Personen mit Persönlichkeitsstörungen in ihrer Biografie immer auch negative Schemata „auf diesem Beziehungsmotiv“ entwickelt. Zum Beispiel weist eine Person mit einem starken Wichtigkeitsmotiv immer auch negative Selbstschemata auf („Ich bin nicht wichtig“, „Ich habe anderen nichts zu bieten“). Und diese Schema-Annahmen beeinträchtigen das Selbstvertrauen der Person im Hinblick auf eine Beziehung: Die Person zweifelt daran, ob sie für einen Interaktionspartner überhaupt wichtig sein *kann*.

Darüber hinaus weist die Person auch negative Beziehungsschemata auf („In Beziehungen erhält man keine Aufmerksamkeit“, „Man wird nicht gesehen, nicht ernst genommen“ usw.). Diese Beziehungsschemata erzeugen ein (starkes) interaktionelles Misstrauen: Die Person zweifelt daran, dass sie vom Interaktionspartner gut behandelt wird und ihre Motive befriedigt werden, sie geht sogar davon aus, dass das *nicht* der Fall sein wird. Dieses Misstrauen führt zu Vorsicht, zu einer Tendenz, sich *nicht* auf eine Beziehung einzulassen.

Trifft nun eine Person mit solchen Beziehungsmotiven und -schemata auf einen Interaktionspartner, der sich positiv verhält, der ihr z. B. zuhört, sie ernst nimmt, ihr Aufmerksamkeit schenkt, dann

- fühlt die Person sich gut behandelt und entwickelt eine Tendenz, sich auf die Beziehung einzulassen;
- führt die Aktivierung der Schemata zugleich zu massiven Zweifeln und zu Misstrauen: Dadurch wird die Tendenz ausgelöst, sich nicht auf die Beziehung einzulassen.

Die gleichzeitige Aktivierung beider, widersprüchlicher Tendenzen bringt die Person in ein Dilemma: Sie weiß nicht, wofür sie sich entscheiden soll, hat aber den Eindruck, dass sie sich entscheiden muss. Dieses Dilemma kann sie im Wesentlichen durch zwei Strategien lösen:

- *Abwarten,* wie sich der Interaktionspartner weiterhin verhält: Bleibt er konsistent zugewandt, überwiegt nach und nach die Annäherungstendenz und die Zweifel werden gehemmt. Dadurch kommt die Person langsam aus dem Dilemma heraus.
- *Tests* entscheiden lassen, ob die Beziehung verlässlich und sicher ist.

5.2 Die psychologische Funktion von Tests

Eine Psychotherapeutin sollte sich immer darüber im Klaren sein, welche psychologische Funktion ein Test für einen Klienten hat.

> Ein Test ist eine Aktion, mit der eine Person feststellen will, ob die Zuwendung des Interaktionspartners „echt" ist. Ein Test dient dazu, Sicherheit zu gewinnen, und ist damit im Wesentlichen eine Maßnahme, mit der die Person Vertrauen herstellen will.

In jedem Fall bewirkt ein Test Klarheit: Entweder „besteht" der Interaktionspartner den Test, dann nimmt das Vertrauen zu, oder der Interaktionspartner „fällt durch", dann nimmt das Misstrauen zu: Das stärkt entweder die Annäherungstendenz an die Beziehung oder die Vermeidungstendenz und vermindert in jedem Fall das Dilemma!

Also macht die Person einen Test: Ohne ersichtlichen Grund wird der Interaktionspartner

- mehr oder weniger massiv kritisiert,
- abgewertet,
- beleidigt,
- gekränkt u. Ä.

Die „Psycho-Logik“ hinter dem Vorgehen ist folgende: Wenn ein Interaktionspartner zugewandt ist, weil er es wirklich ernst meint, z. B. weil die Person ihm wirklich wichtig ist, dann wird er auch zugewandt bleiben, wenn die Person ihn provoziert, ärgert, kränkt u. a. Meint der Interaktionspartner es aber nicht ernst, dann wird dadurch seine Fassade bröckeln und er wird „sein wahres Gesicht zeigen“.

Dabei ist das Ganze ausschließlich ein *Beziehungs*test: Die Person sendet ausschließlich Botschaften auf der Beziehungsebene. Die Inhaltsebene ist irrelevant: Bei „Kritik als Test“ geht es nicht um eine inhaltlich begründete Misslage, sondern nur darum, einen Effekt zu erzielen.

Es soll damit die Echtheit der Beziehung getestet werden. In vielen Fällen ist dabei der Interaktionspartner nicht einmal persönlich gemeint! Jeder, der das Dilemma in der Person auslöst, wird getestet, egal, wer er ist! Man muss sogar sehen: Wer getestet wird, hat als Interaktionspartner interaktionell gerade *keinen* Fehler gemacht! Denn das Dilemma kann nur dann ausgelöst werden, wenn mit der Person positiv umgegangen wurde! Die Tatsache, dass jemand getestet wird, beweist, dass er oder sie sich interaktionell völlig angemessen verhalten hat!

Ganz offensichtlich erfüllen Tests das Kriterium für manipulatives Handeln. Denn authentisch zu handeln würde bedeuten, die Zweifel offen mit dem Interaktionspartner zu besprechen und gemeinsam nach einer Lösung zu suchen. Tests täuschen den Interaktionspartner aber: Der Test gibt vor, dass es sich um Kritik handele, er verschleiert die tatsächlichen Absichten, das Handeln ist höchst intransparent. Das ist jedoch verständlich, denn aufgrund des hohen interaktionellen Misstrauens *kann* die Person gar nicht offen sein: Wenn sie das wäre, könnte der Interaktionspartner ihr leicht erneut etwas vorspielen, und damit wäre die Aktion nutzlos! Aus Sicht der Person hilft also eine offene Kommunikation nicht, es hilft nur ein Test: Der Interaktionspartner muss auch dann zugewandt bleiben, wenn er gar nicht weiß, worum es geht, denn nur dann „kann er nicht tricksen“!

Alle Interaktionspartner können getestet werden. Nimmt eine Person mit Persönlichkeitsstörung jedoch Kontakt zu einer Therapeutin oder einem Therapeuten auf, dann nimmt die Testwahrscheinlichkeit *zu*! Ein Therapeut wird sich in hohem Maße um eine gute Beziehungsgestaltung kümmern. Damit wird er das Dilemma in besonders hohem Maße auslösen.

Weiterführende Literatur

Sachse, R. (2019a). *Persönlichkeitsstile.* Paderborn: Junfermann.

Teil II

Psychotherapie von Persönlichkeitsstörungen

In diesem Teil des Buchs sollen aus den bisherigen Ausführungen prinzipielle therapeutische Vorgehensweisen und Strategien abgeleitet werden, mit denen ein Therapeut oder eine Therapeutin Klienten mit PD „erreichen" kann. Im Fokus steht die Beantwortung der Fragen,

- wie Behandelnde eine vertrauensvolle Therapeut-Klient-Beziehung durch sogenannte komplementäre Beziehungsgestaltung aufbauen,
- wie sie mit manipulativen Aktionen des Klienten konstruktiv umgehen können
- wie sie Interaktionstests bestehen und
- auf welche Art sie die Änderungsmotivation der Klientin oder des Klienten entwickeln und fördern können.

6. Therapieablauf und Klientenmodell

6.1 Therapiephasen

Wie an manchen Stellen schon ersichtlich wurde, unterscheiden sich Klienten mit PD in vielfacher Hinsicht von Klienten mit sogenannten Achse-I-Störungen (z. B. Ängsten oder Depressionen). Dies erfordert spezielle Vorgehensweisen in der Psychotherapie. Diese speziellen Vorgehensweisen ordnen sich aus psycho-logischen Gründen (d. h. die Gründe folgen in der Psychologie einer Logik) in einer bestimmten Reihenfolge an: Aufgrund des hohen interaktionellen Misstrauens und der starken Beziehungsorientierung von Personen mit PD ist es als Erstes erforderlich, eine vertrauensvolle Therapeut-Klient-Beziehung zu etablieren, denn diese ist die Voraussetzung für alle weiteren psychotherapeutischen Prozesse: für eine Selbstöffnung des Klienten, dafür, dass der Klient dem Therapeuten relevante Informationen über Probleme, innere Vorgänge usw. gibt, für eine Kooperation usw.

Da Vertrauen durch eine Beziehungsgestaltung, insbesondere durch eine komplementäre Beziehungsgestaltung, geschaffen wird, sollte jede therapeutische Arbeit mit PD-Klienten mit einer Phase intensiver Beziehungsgestaltung beginnen.

Die Phase 1 der Psychotherapie von PD-Klienten bezieht sich vorrangig auf Beziehungsgestaltung. Die Bearbeitung inhaltlicher Aspekte ist von untergeordneter Bedeutung.

Der Therapeut kann die Phase 1 weiterhin nutzen zur Modellbildung, um den Klienten durch „vertiefende Marker" langsam an Klärungsprozesse heranzuführen, um mit der Bearbeitung von Vermeidung zu beginnen, um Beziehungsmotive zu explizieren u. a. Das alles ist aber immer nur so weit möglich, wie der Klient es zulässt!

Hat der Therapeut durch die Beziehungsgestaltung genügend Beziehungskredit geschaffen, kann er an der Entwicklung von Änderungsmotivation arbeiten: Da dazu konfrontative Interventionen eine große Rolle spielen und solche Interventionen Beziehungskredit kosten, können solche Maßnahmen immer nur in der zweiten Phase zum Einsatz kommen.

Der Aufbau von Änderungsmotivation ist eine notwendige Voraussetzung für die Klärung und Bearbeitung von Schemata, daher muss diese *vor* den weiteren Strategien erfolgen.

Der Schwerpunkt von Phase 2 liegt auf dem Aufbau von Änderungsmotivation.

Des Weiteren kann / sollte ein Therapeut auch

- weiter an der Elaborierung seines Klientenmodells arbeiten,
- vertiefende Marker setzen,
- bei hoher Vermeidung an einer Reduktion derselben arbeiten,
- immer weiter komplementäre Beziehungsgestaltung realisieren.

Hat ein Therapeut genügend persönliches und Kompetenzvertrauen aufgebaut und weist ein Klient eine ausreichende Änderungsmotivation auf, kann an der Klärung von Schemata gearbeitet werden.

Die Phase 3 befasst sich vorrangig mit einer Klärung der problemrelevanten Schemata.

Eine Klärung / kognitive Repräsentation relevanter dysfunktionaler und kompensatorischer Schemata ist eine notwendige Voraussetzung für eine Bearbeitung, Hemmung und Neuentwicklung der Schemata. Und da Schemata für die Therapie von PD von großer Bedeutung sind, ist diese Phase hochrelevant (vgl. hierzu Abschnitt 3.4).

Wie man aus empirischen Ergebnissen und praktischer Erfahrung weiß, ist eine Klärung von relevanten Schemata für Klienten ein schwieriger und zeitaufwendiger Prozess, der von Therapeutinnen in hohem Maße konstruktiv gesteuert und angeleitet werden muss. Sind die relevanten Schemata ausreichend geklärt, müssen sie bearbeitet werden: Dysfunktionale Schemata müssen effektiv gehemmt und konstruktive Schemata systematisch aufgebaut werden. Dazu verwenden wir meist das sogenannte Ein-Personen-Rollenspiel (vgl. Sachse, 2013b). Da diese Bearbeitung von Schemata die Klärung von Schemata psycho-logisch voraussetzt, stellt diese Arbeit die Phase 4 der Therapie dar. In dieser Phase kann eine Therapeutin sinnvollerweise auch Training mit dem Klienten durchführen, wie z. B. soziales Kompetenztraining oder Emotionsregulationstraining.

Die Phase 4 bezieht sich auf die Bearbeitung relevanter Schemata sowie auf spezifische Trainings.

Der Sinn einer Psychotherapie liegt offensichtlich nicht darin, dass ein Klient sich *in der Therapie* besser fühlt: Der Sinn einer Psychotherapie liegt darin, dass ein Klient in bisher problematischen Situationen konstruktiver denken, fühlen und handeln kann.

Daher dient die Phase 5 der Therapie dem Transfer des in der Therapie Gelernten in den Alltag.

Der Therapeut muss daher gezielt für einen Transfer sorgen: Und das stellt die fünfte Phase der Psychotherapie dar. Diese Phase ist die Zeit der Hausaufgaben: Der Klient muss neue Schemata, Handlungen usw. in der Realität testen und erproben und sie in der Realität trainieren und üben.

Weiterführende Literatur

Sachse, R. (2019d). *Personality Disorders.* Göttingen: Hogrefe.

6.2 Diagnostik und Modellbildung

Im Folgenden möchte ich mich mit der Bedeutung befassen, die eine Diagnostik, und vor allem die Entwicklung eines individuellen Fallkonzepts – eines sogenannten Klientenmodells –, für die therapeutische Arbeit hat, und der Frage nachgehen, wie Therapeuten bei der Entwicklung eines solchen Modells am besten vorgehen (vgl. Sachse, 2006c, 2006d, 2006e).

Bedeutung von Diagnostik und Modellbildung

Wie wir gesehen haben, stellen Klienten mit PD aus unterschiedlichen Gründen hohe Anforderungen an Therapeutinnen und Therapeuten: Sie verhalten sich in der Therapie von der ersten Minute des Prozesses an anders als Klienten mit sogenannten Achse-I-Störungen (Ängsten oder Depressionen). Das erfordert andere Vorgehensweisen und Strategien in der Therapie. Zudem zeigen sie andere Formen von Interaktionen. Therapeuten müssen daher möglichst schnell erkennen, dass ein Klient eine PD aufweist, um sich darauf einstellen und angemessene und wirksame Vorgehensweisen realisieren zu können. Tun sie das nicht, therapieren sie unter Umständen massiv an den Notwendigkeiten eines Klienten vorbei, was zur Folge hat, dass die Therapie wirkungslos bleibt oder schnell „stockt".

> Es ist von entscheidender Bedeutung, dass ein Therapeut schnell eine diagnostische Hypothese und ein individuelles Fallkonzept entwickelt, was wir Klientenmodell nennen, also ein Modell darüber, wie ein Problem „bei einem Klienten psychologisch funktioniert" (vgl. Sachse, 2006a, 2017a).

Ein solches Modell ist für den Therapieprozess essentiell, denn es erlaubt dem Therapeuten,

- den Klienten, seine Handlungen, sein Denken usw. zu verstehen,
- therapeutische Ziele, Ansatzpunkte und Strategien abzuleiten,
- sich auf bestimmte Probleme im Prozess und in der Interaktion mit dem Klienten vorzubereiten,
- darauf angemessen und schnell zu reagieren,
- falsche Entscheidungen, falsche Spuren usw. zu vermeiden.

Ohne ein solches Modell versteht der Therapeut nicht, was der Klient tut, was er will oder welche therapeutischen Strategien zielführend sind und welche (absolut) nicht.

Das Modell muss zudem stetig elaboriert, geprüft, modifiziert und aktualisiert werden. Ein Modell ist, erkenntnistheoretisch betrachtet, nie „die Wahrheit" oder „absolut gültig", sondern es ist immer nur eine Hypothese, allerdings eine, die mehr oder weniger gut von Beobachtungen und Schlussfolgerungen gestützt wird, d.h. mehr oder weniger valide ist: Dabei sollte sich ein Therapeut stets darum bemühen, das Modell immer wieder zu validieren.

Die Diagnose ist ein Teil des Klientenmodells: Eine Diagnose bedeutet, dass ein Therapeut eine Hypothese (!) darüber bildet, welche Störung beim Klienten vorliegt: Dies ist nur eine erste, sehr grobe Orientierung, die jedoch wesentlich ist. Sie reicht aber nie aus: Immer muss der Therapeut ein elaboriertes, differenziertes, psychologisch begründetes Fallkonzept über den individuellen Klienten entwickeln.

Die Diagnose dient – genau wie das elaborierte Klientenmodell – ausschließlich dazu, therapeutische Entscheidungen zu treffen, Strategien abzuleiten, also: therapeutisches Handeln zu steuern.

Sein Zweck besteht in keiner Weise darin, Klienten „in Schubladen einzuordnen", erst recht nicht dazu, Klienten zu stigmatisieren oder Urteile über sie zu fällen. Diagnosen sind keine Entitäten oder unverrückbaren Erkenntnisse, auf die man sich berufen kann. Sie sind immer nur Hypothesen, also mehr oder weniger valide Vermutungen. Als erste Orientierung sind sie wichtig, ihr Aussagewert ist aber immer begrenzt!

Wichtig ist auch, wie und durch welche Schlussprozesse Diagnosen zustandekommen: Wir haben dazu Ratings entwickelt, die auf dem Modell der doppelten Handlungsregulation basieren und psychologisch sehr gut begründete diagnostische Schlussfolgerungen ermöglichen.

Ratings von PD implizieren, dass ein Therapeut sich nicht nur auf das bezieht, was ein Klient dem Therapeuten verbal explizit mitteilt: Wie wir gesehen haben, zensiert der Klient seine Aussagen zu Therapiebeginn stark, sodass der Therapeut nur wenige valide Information erhält (dies bessert sich, je mehr der Klient dem Therapeuten vertraut). Ratings erfassen vielmehr das, was ein Klient im Therapieprozess konkret tut, denn anders als verbale Informationen, die ein Klient leicht „verfälschen" kann, hat er sein Interaktionsverhalten nur sehr begrenzt unter Kontrolle. Und damit gibt er dem Therapeuten, ob er das will oder nicht, hochrelevante Informationen, die dieser allerdings auch wahrnehmen und verarbeiten können muss. So achtet ein Therapeut z.B. darauf,

- ob und in welchem Ausmaß der Klient Images und Appelle sendet,
- welche Art von Images und Appellen er sendet,
- welche manipulativen Strategien er verfolgt,
- welche Art von Informationen er dem Therapeuten anbietet und welche Informationen nicht gegeben werden,

- welche Art von Beziehung er vom Therapeuten angeboten bekommen will und auf welche Interventionen des Therapeuten er positiv reagiert,
- worauf der Klient empfindlich reagiert (z. B. Interventionen, Fragen des Therapeuten usw.),
- bei welchen Inhalten Vermeidung einsetzt usw.

Aufgrund all dieser Informationen kann ein Therapeut viele Schlussfolgerungen ziehen. Auch diese sind Hypothesen, allerdings weisen sie meist eine hohe Validität auf. Das bedeutet: Selbst wenn der Klient die Absicht hat, den Therapeuten „nicht in die Karten gucken zu lassen", gibt er auf diese Weise dem Therapeuten sehr wichtige Informationen.

Elemente des Klientenmodells

Ein Klientenmodell, das die Therapeutin entwickelt, sollte mindestens Informationen über folgende Bereiche umfassen:

- Die Inhalte: Schemata, Art der Probleme usw.
- Die Beziehung zum Therapeuten: Ausmaß des Misstrauens usw.
- Die Bearbeitung: Ausmaß und Art der Vermeidung usw.

Inhaltsebene

- Relevante Beziehungsmotive des Klienten und die jeweils für den Klienten wichtigen interaktionellen Ziele
- Relevante Selbst- und Beziehungsschemata des Klienten und die daraus resultierenden Schlüsse, Empfindlichkeiten des Klienten usw.
- Normative Schemata und ihre Konsequenzen
- Regel-Schemata und ihre interaktionellen Kosten
- Manipulative Strategien des Klienten
- Ausmaß und Art der Kosten, die der Klient durch sein System erzeugt
- Ausmaß von Therapie- und (falls vorhanden) Änderungsmotivation

Beziehungsebene

- Was erwartet ein Klient von der Therapeutin interaktionell?
- Auf welche Art von Komplementarität reagiert der Klient positiv?
- Wie hoch ist das Ausmaß interaktionellen Misstrauens der Therapeutin gegenüber?
- An welchen Stellen vertraut der Klient der Therapeutin schon?

Bearbeitungsebene

- Was sind persönlich relevante und vom Klienten thematisierte Inhalte?
- Enthält der Austausch schon persönlich belastende Inhalte oder läuft er noch sehr oberflächlich ab?
- Zeigt der Klient schon „Bearbeitungsfenster", also Phasen, in denen er relevante Inhalte thematisiert?
- In welchem Ausmaß und bei welchen Inhalten neigt der Klient zur Vermeidung?
- Welche Vermeidungsstrategien setzt er dabei ein?

Alle diese Informationen bilden das sogenannte Statusmodell, also das Modell darüber, wie der augenblickliche psychologische Status des Klienten ist. Darüber hinaus benötigt die Therapeutin jedoch noch ein Prozessmodell, also ein Modell darüber, wie ein Klient in dieser konkreten Prozessphase interagiert. Dieses Modell sollte z. B. Informationen darüber enthalten,

- wie das Vertrauen des Klienten zur Therapeutin im Augenblick beschaffen ist (die Therapeutin könnte den Klienten verärgert haben, was eine aktuelle Krise zur Folge hätte: Das muss sie erkennen!);
- wie ein Klient im Augenblick arbeitet: Der Klient kann auf besonders belastende Inhalte stoßen, was ein hohes Ausmaß an Vermeidung auslöst;
- ob ein Klient beim Thema bleibt, zu anderen Themen wechselt und, falls er das tut, ob diese neuen Themen weniger relevant sind als das bisherige Thema oder sehr viel relevanter. Usw.

In Abhängigkeit des Prozessmodells muss die Therapeutin Entscheidungen ableiten, wie sie mit dem Status quo umgehen und den Klientenprozess aktuell steuern will.

6.3 Die Matrix: ein Orientierungs- und Suchmodell

Werden wichtige Motive in der Biografie eines Menschen frustriert, bilden sich „typische" Schemata und Strategien heraus: So enthalten z. B. Selbstschemata auf dem Anerkennungsmotiv immer Selbstzweifel im Hinblick auf Fähigkeiten, Leistungen, Ressourcen usw. Welche Annahmen eine Klientin genau hat, ist jedoch idiosynkratisch: Dies hängt von den konkreten Erfahrungen ab, die sie in ihrer Biografie macht.

Kennt man das Motiv, kann man die Inhalte der Schemata prinzipiell vorhersagen. Damit erhält ein Therapeut schon sehr wichtige Hinweise über die Inhalte, auf die er achten sollte. Was aber genau in den Schemata enthalten ist, muss der Therapeut immer ausführlich mit dem Klienten klären.

Damit Therapeutinnen und Therapeuten alle wichtigen Informationen für das Klientenmodell möglichst schnell greifbar haben, hat es sich bewährt, für alle Beziehungsmotive zu eruieren, welche Selbst-, Beziehungs-, Norm- und Regel-Schemata sowie welche Arten von Manipulationen typischerweise mit dem Motiv einhergehen. Diese Aufstellung von Motiven, zugehörigen Schemata und Strategien bezeichnen wir als „die Matrix“ (eine Hommage an den Film): Die Matrix liefert einen Überblick darüber, welche Arten von Schemata und Strategien prinzipiell vorkommen können und wie die vom Klienten „einlaufende“ Information geordnet und strukturiert werden kann. Sie stellt damit eine wesentliche Heuristik dar, ein „inneres GPS“ für den Therapeuten: Ist das Selbstschema bekannt, zeigt die Matrix, mit welchem Motiv und mit welchen Beziehungs-, Norm- und Regel-Schemata er es wahrscheinlich (!) zu tun haben wird. Damit kann man (mit hoher Wahrscheinlichkeit!) von Motiven auf Schemata schließen, von Schemata auf Motive, von Selbst- auf Beziehungsschemata usw. Die Matrix liefert damit ein Orientierungs- und Suchmodell, das dem Therapeuten hilft, Informationen zu finden, zu verarbeiten und nichts zu übersehen.

Im Folgenden soll die Matrix mit exemplarischen Schema-Annahmen und exemplarischen manipulativen Strategien dargestellt werden (Tabelle 6.1). Bei den Manipulationen werden „typische“ Images und Appelle aufgelistet, die Klienten mit diesem Motiv und diesem Schema charakteristischerweise senden.

Anerkennung

Ziele	Selbstschemata	Beziehungsschemata	Norm-Schemata	Regel-Schemata	Manipulation
■ gelobt werden ■ Signale erhalten, dass man – als Person geschätzt wird, – dass man (sehr) positive Eigenschaften hat	■ Ich bin nicht o. k. ■ Ich bin defizitär. ■ Ich bin nicht gut, intelligent, leistungsfähig, erfolgreich usw. genug. Oder: ■ Ich bin nicht männlich / weiblich genug. ■ Ich sehe nicht gut aus. ■ Ich bin nicht attraktiv.	In Beziehungen ■ wird man bewertet ■ wird man abgewertet ■ wird man kritisiert ■ werden positive Aspekte ignoriert	■ Sei der / die Beste! ■ Sei (sehr) erfolgreich! ■ Demonstriere Erfolg! ■ Vermeide Kritik und Abwertung! ■ Gib wenig von dir preis, da alles gegen dich verwendet werden kann!	Man hat ■ mich zu respektieren! ■ mir Anerkennung zu geben! ■ mich nicht zu behindern! ■ mich nicht zu kritisieren oder abzuwerten! ■ mir Sonderrechte zu geben! ■ mich zu bewundern!	■ Einspannen von Interaktionspartnern für eigene Ziele ■ Abgeben von Aufgaben Images: ■ Ich bin toll. ■ Ich bin außergewöhnlich. ■ Ich habe (besondere) Fähigkeiten. ■ Ich bin (hoch-) intelligent usw. Appelle: ■ Lobe mich! ■ Gib mir (viel) Aufmerksamkeit! ■ Finde mich toll! ■ Erkenne meine (außergewöhnlichen) Fähigkeiten an! Usw.

Ziele	Selbstschemata	Beziehungsschemata	Norm-Schemata	Regel-Schemata	Manipulation
Kosten: ■ hohe Vigilanz	Kosten: Handlungen von Interaktionspartnern werden interpretiert in Richtung ■ bewertet werden ■ abgewertet werden	Kosten: ■ Annahme, dass man in Beziehungen als defizitär eingeschätzt wird	Kosten: ■ (extreme) Kompensation, meist über Leistung ■ hohe Anstrengung ■ „Getriebenheit“ ■ Ignorierung von Belastungsgrenzen ■ Burnout, Unzufriedenheit	Kosten: ■ (starke) Verärgerung von Interaktionspartnern ■ Interaktionspartner fühlen sich ausgenutzt, „missbraucht“	Kosten: ■ (hohe) interaktionelle Kosten

Wichtigkeit

Ziele	Selbstschemata	Beziehungsschemata	Norm-Schemata	Regel-Schemata	Manipulation
■ Aufmerksamkeit erhalten ■ gesehen werden ■ ernst genommen werden ■ Signale von Zugehörigkeit erhalten ■ Signale von „gebraucht werden" erhalten	■ Ich bin nicht wichtig! ■ Ich spiele im Leben anderer keine Rolle! ■ Ich habe anderen nichts zu bieten!	In Beziehungen ■ wird man nicht gesehen, ignoriert ■ wird man nicht ernst genommen	■ Mach dich wichtig! ■ Sorge immer für Aufmerksamkeit! ■ Stehe im Mittelpunkt! ■ Sei auffällig!	Man hat ■ mir immer uneingeschränkte Aufmerksamkeit zu geben! ■ sich um mich zu kümmern, für mich da zu sein! ■ mir zuzuhören, mich ernst zu nehmen! ■ mir Signale zu geben, dass ich die / der Wichtigste bin!	■ *Einspannen* von Interaktionspartnern für (fast) alle Aktivitäten: da sein, immer anwesend sein, alles machen, was man will ■ positive und negative manipulative Strategien Images: ■ Ich bin (hoch-) interessant. ■ Ich habe viel zu bieten. ■ Ich verdiene Aufmerksamkeit. ■ Ich bin unterhaltsam. Usw.

Ziele	Selbstschemata	Beziehungsschemata	Norm-Schemata	Regel-Schemata	Manipulation
					Appelle: ■ Gib mir (uneingeschränkte) Aufmerksamkeit! ■ Nimm mich wahr! ■ Nimm mich ernst! ■ Setze dich mit mir auseinander! ■ Sag mir, wie wichtig ich für dich bin! Usw.
Kosten: Das Handeln anderer wird interpretiert in Richtung ■ ignoriert werden ■ nicht (ausreichend) gesehen werden ■ zu wenig Aufmerksamkeit bekommen ■ nicht ernst genommen werden ■ „Du bist mir gleichgültig!“ (wahrgenommene Signale)	Kosten: ■ Empfindlichkeiten ■ hohes interaktionelles Misstrauen	Kosten: ■ hohe Vigilanz ■ stark externale Perspektive ■ hohe Anstrengung ■ Alienation	Kosten: ■ Ausbeuten des Partners ■ Partner wird genervt, unzufrieden, ärgerlich ■ (starke) Ärgerreaktionen, wenn Partner Regeln nicht befolgt	Kosten: ■ kumulative Unzufriedenheit bei Interaktionspartnern	Kosten: ■ (hohe) interaktionelle Kosten

Verlässlichkeit

Ziele	Selbstschemata	Beziehungsschemata	Norm-Schemata	Regel-Schemata	Manipulation
Signale, dass eine Beziehung ■ stabil ist ■ weiterhin stabil bleiben wird ■ belastbar ist ■ dem Interaktionspartner wichtiger ist als alle anderen Aspekte	■ Ich habe keine Eigenschaften, die Interaktionspartner in einer Beziehung halten. ■ Ich habe Eigenschaften, die Interaktionspartner aus einer Beziehung treiben.	■ Beziehungen sind nicht verlässlich. ■ Man kann jederzeit ohne Warnung verlassen werden. ■ Konflikte und Probleme gefährden eine Beziehung.	■ Mach die Beziehung (um jeden Preis) verlässlich! ■ Ordne dich unter! ■ Vermeide Konflikte! ■ Erfülle alle Erwartungen deines Interaktionspartners!	■ Keine ausgeprägten Regel-Schemata. ■ Eher „Hoffnungen“ der Art: Wenn ich mich unterordne, dann wird der Partner bei mir bleiben.	■ Unterordnung als Strategie, Verlässlichkeit zu erzeugen. Image: ■ Ich tue das ja gerne. ■ Ich will das so. (→ Selbsttäuschung!) ■ Ich will alles für meinen Partner tun. ■ Ich bin altruistisch. Appelle: ■ Sei für mich da! ■ Bleibe bei mir! ■ Sag mir, was ich tun soll! ■ Steuere mein Leben!

Ziele	Selbstschemata	Beziehungsschemata	Norm-Schemata	Regel-Schemata	Manipulation
Kosten: ■ sehr starke Vernachlässigung anderer Motive	Kosten: ■ hohe Empfindlichkeit ■ hohe Verletzlichkeit	Kosten: ■ hohes interaktionelles Misstrauen	Kosten: ■ oft starkes Zurückstellen eigener Bedürfnisse ■ Erwartungsorientierung ■ Konfliktscheu ■ hohe Alienation	Kosten: ■ langfristig ist die Person kein „Gegenüber“ ■ frustriert damit Interaktionspartner	

Solidarität

Ziele	Selbstschemata	Beziehungsschemata	Norm-Schemata	Regel-Schemata	Manipulation
Signale von ■ ich bekomme Hilfe, Unterstützung usw., wenn ich sie brauche ■ ich erhalte Geborgenheit und Schutz ■ mein Interaktionspartner gibt mir Sicherheit ■ mein Interaktionspartner kümmert sich um mich	■ Ich bin es nicht wert, dass andere solidarisch sind. ■ Ich habe keine positiven Eigenschaften, die andere dazu veranlassen, solidarisch zu sein.	■ Beziehungen sind nicht solidarisch. ■ Wenn man sie braucht, bekommt man keine Hilfe, Unterstützung usw. ■ In Beziehungen gibt es keine Geborgenheit, keinen Schutz. ■ Beziehungen sind kalt, bringen nichts. ■ Beziehungen sind potentiell gefährlich.	■ Sei unabhängig! ■ Verlass dich nicht auf andere! ■ Verlass dich nur auf dich selbst (→ Flucht in die Autonomie)! ■ Geh keine engen Kontakte ein!	Andere sollen ■ mich in Ruhe lassen! ■ Abstand halten!	■ starke Distanzsignale setzen ■ „Nicht-Reaktion“ auf Interaktionspartner Images: ■ Ich will keinen Kontakt. ■ Kontakte sind mir nicht wichtig. ■ Ich kann alleine leben. Appelle: ■ Halte Distanz! ■ Lass mich in Ruhe! ■ Komm mir nicht zu nahe!

Ziele	Selbstschemata	Beziehungsschemata	Norm-Schemata	Regel-Schemata	Manipulation
Kosten: ■ Zentrierung auf dieses Motiv	Kosten: ■ Verunsicherung in Beziehungen ■ Zweifel daran, Solidarität „wert zu sein“	Kosten: ■ hohes interaktionelles Misstrauen ■ Annahme, „im Grunde allein zu sein“ ■ Gefühl von Einsamkeit	Kosten: ■ unter Umständen hohe Abkapselung ■ selbsterfüllende Prophezeiungen ■ keine engen Beziehungen ■ Unzufriedenheit	Kosten: ■ schreckt Interaktionspartner manchmal ab ■ Person wird für „arrogant“ gehalten ■ andere nehmen von sich aus kaum Kontakt auf	

Grenzen

Ziele	Selbstschemata	Beziehungsschemata	Norm-Schemata	Regel-Schemata	Manipulation
■ eigenes Territorium und eigene Grenzen definieren ■ selbst entscheiden, wer welche Grenzen überschreiten darf ■ Wunsch, dass das von Interaktionspartnern (voll) respektiert wird	■ Ich kann meine Grenzen schlecht / nicht schützen.	■ Interaktionspartner respektieren meine Grenzen nicht. ■ Interaktionspartner überschreiten meine Grenzen (unintentional oder intentional). ■ Andere betreten mein Territorium ohne Erlaubnis ■ und richten dort Schaden an.	■ Verteidige deine Grenzen, schütze sie (um jeden Preis)! ■ Lass niemanden ohne Erlaubnis in dein Territorium!	■ Man hat meine Grenzen wahrzunehmen und zu erkennen! ■ Man hat meine Grenzen zu respektieren! ■ Man darf meine Grenzen nie ohne Erlaubnis überschreiten! ■ Unter Umständen: Man darf sich meinen Grenzen nicht nähern.	■ Massive Abschreckung: starke Ärgerreaktionen, Drohungen, Counterattacks bei wahrgenommener Grenzverletzung Images: ■ Ich bin souverän. ■ Ich weiß mein Territorium zu verteidigen. ■ Ich bestimme, wer meine Grenzen überschreiten darf. Appelle: ■ Bleib fern von meinen Grenzen! ■ Überschreite niemals Grenzen ohne meine Genehmigung! ■ Respektiere meine Grenzen!

Ziele	Selbstschemata	Beziehungsschemata	Norm-Schemata	Regel-Schemata	Manipulation
Kosten: ■ oft sehr starke Dominanz dieses Motivs	Kosten: ■ starke Selbstzweifel / Verunsicherung in Beziehungen ■ Angst vor Grenzverletzungen ■ schnell Bedrohungsgefühle	Kosten: ■ (sehr) hohes interaktionelles Misstrauen ■ Hypervigilanz gegen mögliche Grenzverletzungen ■ Vorsicht und Vorbehalte in Beziehungen	Kosten: ■ wenig Offenheit in Beziehungen ■ Vermeidung von Nähe ■ hohe Kontrolle → Anstrengung ■ eigene Bedürfnisse werden wenig befriedigt	Kosten: ■ (massive) Konflikte mit Interaktionspartnern ■ (massive) heftige soziale Reaktionen auf (vermeintliche) Grenzverletzungen ■ Partner bleiben auf Distanz ■ Unterstellungen verärgern Interaktionspartner	Kosten: ■ hohe Distanz ■ Interaktionspartner sind (über)vorsichtig ■ Interaktionspartner sind verunsichert, frustriert, verärgert

Tabelle 6.1: Motive und ihre interaktionellen Auswirkungen

Die einzelnen Motive spielen bei den verschiedenen Persönlichkeitsstörungen (PD) eine unterschiedlich große Rolle:

- *Anerkennung* ist zentral bei narzisstischer und selbstunsicherer PD, aber auch bei zwanghafter PD.
- *Wichtigkeit* ist zentral bei histrionischer PD.
- *Verlässlichkeit* ist zentral bei dependenter PD, aber auch bei histrionischer PD.
- *Solidarität* ist zentral bei schizoider PD, aber auch bei dependenter PD.
- *Autonomie* ist zentral bei narzisstischer PD, aber auch bei passiv-aggressiver PD und bei zwanghafter PD.
- *Grenzen* sind zentral bei passiv-aggressiver PD und bei paranoider PD.

Weiterführende Literatur

Sachse, R. (2003). *Klärungsorientierte Psychotherapie.* Göttingen: Hogrefe.

Sachse, R. (2016a). *Klärungsprozesse in der Klärungsorientierten Psychotherapie.* Göttingen: Hogrefe.

7. Therapeutische Beziehungsgestaltung

Eine angemessene therapeutische Beziehungsgestaltung ist bei PD-Klienten essentiell, denn sie entscheidet darüber, ob ein Klient so viel Vertrauen zu einem Therapeuten aufbauen kann, dass er sich auf therapeutisches Arbeiten überhaupt einlässt.

7.1 Ziel der therapeutischen Beziehungsgestaltung: Vertrauen schaffen

Therapeutische Beziehungsgestaltung bedeutet, dass ein Therapeut die Beziehung zum Klienten in ganz bestimmter Weise gezielt gestaltet: dass er bestimmte Interaktionsformen realisiert und andere nicht und die Beziehung je nach Klient individuell ausformt (vgl. Sachse, 2006b, 2016e, 2017b, 2018a).

Klienten und Klientinnen müssen sich im Therapieprozess auf teils schwierige, komplexe oder auch ungewohnte Prozesse einlassen und sich verschiedenen, unangenehmen und selbstwertbelastenden Themen und Schemata stellen. Dies wird aber nur dann geschehen, wenn sie ausreichend Vertrauen zum Therapeuten oder zur Therapeutin haben. Nur dann „öffnen" sich Klienten, teilen dem Therapeuten relevante Informationen mit und stellen sich unangenehmen Inhalten.

> Der Sinn einer therapeutischen Beziehungsgestaltung besteht darin, Vertrauen zwischen Klienten und Therapeuten zu schaffen, das die Voraussetzung für weitere, hochrelevante Klientenprozesse darstellt.

Sich ohne ein solches Vertrauen zu öffnen, erschiene schon einem Klienten ohne PD unklug. Klienten, die ein so hohes interaktionelles Misstrauen aufweisen wie PD-Klienten, ist es nicht möglich!

Eine therapeutische Beziehungsgestaltung wirkt damit zwar nur mäßig direkt auf den Therapieerfolg – indirekt ist ihr Einfluss jedoch extrem wichtig, denn ohne eine vertrauensvolle Therapeut-Klient-Beziehung werden viele relevante Prozesse nicht zufriedenstellend bzw. gar nicht stattfinden, was sich nachteilig auf das Therapieergebnis auswirkt.

Daher gilt: Für eine erfolgreiche Psychotherapie von Klienten mit PD ist die Etablierung einer vertrauensvollen Therapeut-Klient-Beziehung durch eine gezielte therapeutische Beziehungsgestaltung des Therapeuten von großer Bedeutung! Das gilt

z. T. für alle Klienten und Klientinnen, aber in besonders hohem Maße für jene mit Persönlichkeitsstörungen. Diese weisen, wie wir gesehen haben, aufgrund negativer Selbst- und Beziehungsschemata ein (mehr oder weniger großes) interaktionelles Misstrauen auf, das sich ebenfalls auf den Therapeuten bezieht.

Im Hinblick auf ein Beziehungsvertrauen sprechen wir von Beziehungskredit: Mit dieser Metapher soll ausgedrückt werden, dass ein Therapeut über eine Art Beziehungskonto beim Klienten verfügt: Vertraut ihm der Klient, hat er Beziehungskredit, d.h. er kann sich einiges „leisten". Es ist ihm möglich, Anforderungen an den Klienten zu stellen, ihn zu veranlassen, sich unangenehmen Inhalten zu stellen, ihn zu konfrontieren usw. Er kann also Interventionen realisieren, die ihn „Beziehungskredit kosten", da sie für den Klienten unangenehm sind, und die er sogar dem Therapeuten „übel nehmen kann". Solche Interventionen *muss* ein Therapeut aber realisieren, um konstruktive Prozesse zu initiieren!

Hat ein Therapeut nur wenig Beziehungskredit, kann er sich solche Interventionen nicht leisten, weil sie sein Beziehungskonto überziehen und er damit unter Umständen in eine „Beziehungskrise" gerät.

Aus dieser Sicht wird noch einmal der Sinn einer therapeutischen Beziehungsgestaltung deutlich: Sie dient zum Aufbau von Beziehungskredit und ermöglicht die Realisation wichtiger therapeutischer Interventionen.

Das interaktionelle Misstrauen, das Klientinnen und Klienten mit Persönlichkeitsstörungen in die Therapie mitbringen, hat zur Folge, dass der Therapeut oder die Therapeutin im Hinblick auf das Beziehungskonto nicht im Plus ist, ja nicht einmal auf null. Es bedeutet vielmehr, dass die Startposition negativ ist: Durch die therapeutische Beziehungsgestaltung muss der oder die Behandelnde erst einmal auf null kommen und danach ein positives Konto aufbauen.

Bei Klienten mit eher leichtem interaktionellem Misstrauen (wie Klienten mit narzisstischer oder histrionischer Persönlichkeitsstörung) gelingt dies der Therapeutin durch gute therapeutische Beziehungsgestaltung in wenigen Stunden. Bei Klienten mit sehr hohem interaktionellem Misstrauen (wie Klienten mit zwanghafter oder insbesondere paranoider Persönlichkeitsstörung) muss die Therapeutin über sehr lange Zeit (20–30 Stunden) eine therapeutische Beziehungsgestaltung realisieren, um überhaupt auf null zu kommen.

Solange das Beziehungskonto nicht positiv ist, d.h., solange ein interaktionelles Misstrauen besteht, wird mit hoher Wahrscheinlichkeit Folgendes gelten:

- Die Klientin wird der Therapeutin in hohem Maße Images und Appelle präsentieren, um „in einem guten Licht zu erscheinen".

- Sie wird der Therapeutin nur sehr wenige oder gar keine selbstwertbelastenden Informationen geben. Therapeutinnen müssen bei PD-Klientinnen also damit rechnen, dass sie in den ersten Stunden extrem wenig valide Information über das Klientinnenproblem direkt und explizit von der Klientin bekommen. (Dies gilt auch unabhängig von der Erhebungsmethode. Gleichgültig, ob man die Informationen über Explorationen, strukturierte Interviews oder Fragebögen erhebt: Es wird nicht funktionieren!)

Klienten wissen natürlich, dass Therapeuten in der Therapie erwarten, dass sie ihre Probleme einbringen. Klienten mit Persönlichkeitsstörungen setzen sich jedoch häufig darüber hinweg, indem sie dem Therapeuten deutlich machen, wie „toll" sie sind, was sie alles können und leisten u. Ä. Mitunter bewegt das den Therapeuten zu der Frage, was der Klient eigentlich in Therapie wolle.

Geht ein PD-Klient überhaupt auf „Probleme" ein, dann ist es wahrscheinlich, dass er zunächst relativ periphere, eher irrelevante Vorkommnisse präsentiert. Damit bildet er einen Kompromiss: Er kommt der Erwartung des Therapeuten, Probleme zu thematisieren, entgegen, öffnet sich dabei aber nur minimal.

Wenn Klienten zu Beginn der Therapie Probleme schildern, verbinden sie diese oft mit Images wie:

- Die Probleme seien „eigentlich" minimal.
- „Ich habe alles im Griff/unter Kontrolle."
- „Eigentlich brauche ich gar keinen Therapeuten, ich komme nur prophylaktisch."

Die Vorstellung, zu Beginn derTherapie durch Exploration oder ein Diagnostikgespräch valide Informationen für ein Fallkonzept oder eine Diagnose zu erhalten, ist bei solchen Klientinnen und Klienten absurd.

Dennoch kann ein Therapeut diese „Anfangsprobleme" sinnvoll nutzen, indem er

- die Inhalte zur Beziehungsgestaltung verwendet,
- die Informationen zur Modellbildung nutzt,
- Marker setzt und mit Vertiefungen beginnt usw.

Diese peripheren Probleme, die der Klient schildert, können somit als „Startposition" für Klärung und Beziehungsgestaltung verwendet werden. Der Therapeut sollte allerdings nicht der Illusion verfallen, dass die zu Therapiebeginn von einem PD-Klienten geäußerten Probleme die „eigentlich" relevanten sind, also die, die den Klienten wirklich belasten oder an denen er letztlich wirklich arbeiten will. Er sollte sie nicht vorschnell als die therapeutisch relevanten Aspekte ansehen, sie zum zentralen Thema der Therapie machen oder gar eine „Therapieplanung" darauf aufbauen. Es sind „Startprobleme" oder manchmal auch „Testprobleme". Der Klient thematisiert

Je vertrauensvoller die Therapeut-Klient-Beziehung ist, desto mehr relevante Informationen erhält der Therapeut vom Klienten.

Inhalte, um zu testen, wie ein Therapeut damit umgeht: Die Funktion der Probleme liegt damit auf Beziehungsebene, nicht auf der Inhaltsebene.

Sobald der Klient genügend Vertrauen zum Therapeuten aufgebaut hat, offenbart er die wirklichen, die relevanten Probleme. Diese haben mit den „Startproblemen" oft nur noch sehr wenig zu tun.

Wie wir gesehen haben, zeigen Klienten mit Persönlichkeitsstörungen zu Therapiebeginn

- eine sehr hohe Motivation, vom Therapeuten bestimmte Beziehungssignale zu erhalten,
- eine sehr geringe Änderungsmotivation und damit eine geringe Bereitschaft zur therapeutischen Mitarbeit,
- eine geringe Öffnungstendenz.
- eine starke Tendenz zu positiver Selbstdarstellung.

Daraus folgt: *Die* wesentliche Therapiebedingung, eine vertrauensvolle Therapeut-Klient-Beziehung, muss erst *geschaffen* werden. Das bedeutet:

- Die erste Phase der Therapie von Klienten mit Persönlichkeitsstörungen muss zwingend einer therapeutischen Beziehungsgestaltung gewidmet sein. Die Thematisierung von Inhalten ist von untergeordneter Bedeutung.
- Beim Versuch einer Klärung stößt der Therapeut meist schnell an „die Grenze des Möglichen". Therapeutische Strategien, Manuale, Hausaufgaben usw. sind noch keineswegs indiziert. Sie sind unsinnig, da die Klienten sich noch nicht wirklich darauf einlassen.
- Konfrontative Interventionen sind kontraindiziert: Sie schöpfen den Beziehungskredit, den ein Therapeut unter Umständen schon aufgebaut hat, schnell aus.

7.2 Allgemeine und komplementäre Beziehungsgestaltung

Man kann grundsätzlich zwei Vorgehensweisen bei der therapeutischen Beziehungsgestaltung unterscheiden: die allgemeine und die komplementäre.

Allgemeine Beziehungsgestaltung

Hier verwendet die Therapeutin allgemeine Strategien, die nicht speziell auf einen Klienten oder auf Klienten-Charakteristika (wie z. B. Beziehungsmotive) abgestimmt sind. Es handelt sich dabei um therapeutische Strategien, die eine Therapeutin *jedem* Klienten gegenüber realisieren kann und die in aller Regel positive Effekte im Hinblick auf eine Vertrauensbildung erzeugen (vgl. Sachse, 2016e, 2017b). Dazu gehören:

- Empathie
- Akzeptierung
- Signalkongruenz
- Respekt
- Loyalität usw.

Durch sie fühlt sich der Klient verstanden und bekommt den Eindruck, dass die Therapeutin sich für ihn interessiert. Er fühlt sich gesehen und ernst genommen, nicht bewertet und in keiner Weise abgewertet. Das Handeln der Therapeutin ist für ihn authentisch, also verlässlich, er fühlt sich respektvoll behandelt, die Therapeutin steht auf seiner Seite, und er bemerkt, dass keine Information, die er gibt, gegen ihn verwendet wird.

Dadurch wird dem Klienten eine wesentliche Beziehungserfahrung zuteil, die ihm vermittelt, dass er sich sicher, aufgehoben, respektiert und gesehen fühlen kann. Diese Erfahrung trägt wesentlich zum Aufbau von Vertrauen bei.

Solche Strategien zielen noch gar nicht auf spezifische Beziehungsmotive ab, entfalten jedoch im Hinblick auf diese erste Effekte: So befriedigt die Therapeutin durch Akzeptanz und Verständnis Aspekte des Anerkennungsmotivs, durch Aufmerksamkeit Aspekte des Wichtigkeitsmotivs usw. Daher sollte man den Effekt einer allgemeinen Beziehungsgestaltung nicht unterschätzen, vor allem, da man diese auch im Prozess *sofort* realisieren kann, noch bevor man den Klienten kennt.

(Man sollte die Effekte allerdings auch nicht überschätzen, denn sie reichen bei Klienten mit hohem interaktionellem Misstrauen keineswegs aus.)

Komplementäre Beziehungsgestaltung

Eine komplementäre Beziehungsgestaltung geht weit über eine allgemeine Beziehungsgestaltung hinaus: Dabei muss die Therapeutin zunächst ein Modell davon haben, welche Beziehungsmotive ein Klient aufweist und welches das zentrale Motiv ist. Daher kann in aller Regel eine komplementäre Beziehungsgestaltung auch erst nach einiger Zeit beginnen, da die Therapeutin für die Hypothesenbildung etwas Zeit benötigt (vgl. Sachse, 2016e).

Hat sie eine abgesicherte Hypothese über die Beziehungsmotive, dann versucht sie, diese im Rahmen therapeutischer Regeln so gut und so intensiv wie möglich „zu füttern". Sie handelt also so, dass das Motiv des Klienten möglichst gut befriedigt wird: Ist ein Klient anerkennungsmotiviert, dann lobt die Therapeutin den Klienten, ist ein Klient wichtigkeitsmotiviert, dann gibt sie dem Klienten viel Aufmerksamkeit, nimmt ihn ernst, hört ihm aufmerksam zu usw.

Wichtig ist hierbei der Passus „im Rahmen therapeutischer Regeln". Es muss beachtet werden, dass die Beziehungsmotive des Klienten auf *allen* Beziehungsebenen zum Ausdruck kommen. Ist ein Klient wichtigkeitsmotiviert, will er von Interaktionspartnern das Signal erhalten, dass er im Leben des Interaktionspartners eine wesentliche Rolle spielt. Er möchte „uneingeschränkte" Wichtigkeitssignale erhalten – auch von der Therapeutin.

Er will für die Person der Therapeutin wichtig sein, nicht für eine Therapeutin in einer Therapeutinnenfunktion. (Ein Motiv, nur von einem *Therapeuten* Wichtigkeitssignale zu erhalten, existiert natürlich nicht.) Genau das ist aber im Therapieprozess natürlich nicht möglich.

Eine Therapeutin kann dem Klienten signalisieren,

- dass er ihr *als Klient* wichtig ist,
- dass sie sich für den Klienten *als Klient* interessiert,
- dass sie gerne mit dem Klienten arbeitet,
- dass sie ihm *in der Therapie* volle Aufmerksamkeit schenkt usw.

> Die Therapeutin muss die komplementären Botschaften immer präzisieren und spezifizieren. Sie muss (explizit) deutlich machen, was genau sie meint und was nicht.

Sie kann ihm aber natürlich nicht signalisieren, dass er in ihrem Leben eine zentrale Rolle spielt. Würde die Therapeutin eine solche Botschaft senden oder würde der Klient die therapeutische Botschaft derart missverstehen, befände man sich außerhalb des Therapierahmens und das Handeln wäre untherapeutisch, ja sogar antitherapeutisch!

Die Therapeutin muss klarmachen, dass die komplementären Botschaften nur im Rahmen der Therapie gemeint sind und nicht als „allgemeine Beziehungsbotschaften" zu verstehen sind. Dies ist, wie wir sehen werden, bei den einzelnen Beziehungsmotiven unterschiedlich schwierig: Es ist beim Anerkennungsmotiv relativ einfach, beim Wichtigkeitsmotiv jedoch nur schwierig zu vermitteln.

7.3 Wirkung einer Beziehungsgestaltung

Warum und wie wirkt eine therapeutische Beziehungsgestaltung?

Die erste beabsichtigte Wirkung ist natürlich die Befriedigung der Beziehungsmotive. Dadurch werden beim Klienten positive Affekte erzeugt, er kann sich in der Beziehung zum Therapeuten wohl und sicher fühlen und entwickelt eine Tendenz, sich noch weiter auf die Beziehung einzulassen.

Dies zu erreichen ist jedoch nicht so einfach und selbstverständlich, wie es hier klingt. Klientinnen und Klienten weisen nicht nur ein Beziehungsmotiv auf, sondern immer auch negative Selbst- und Beziehungsschemata, und die „filtern" das therapeutische Handeln!

Durch Schema-Annahmen wie „Ich bin nicht wichtig", „In Beziehungen wird man nicht ernst genommen" usw. wird das positive Handeln des Therapeuten (stark) relativiert: Der Klient nimmt zwar die Botschaften des Therapeuten wahr, zieht sie aber aufgrund seiner Schemata in Zweifel. Dann ergeben sich Gedanken wie:

- Der Therapeut meint das nicht ernst.
- Er spielt mir nur etwas vor.
- Der Therapeut wird sowieso irgendwann damit aufhören und dann zeigt er das, was ich sowieso schon erwarte.

Durch diese „Filterfunktion" der Schemata wird die Wirkung der therapeutischen Beziehungsgestaltung abgeschwächt. Nur wenig davon kommt durch die Filter durch und kann das Beziehungsmotiv „erreichen". Daher muss ein Therapeut Strategien verfolgen, die die Zweifel reduzieren und dem Klienten zeigen, dass er es doch ernst meint und er sein Verhalten eben nicht wieder ändern wird. Dazu ist es nötig, dass

- ein Therapeut sehr deutliche und starke Signale sendet, um „durch den Filter zu kommen", also so komplementär wie möglich handelt;
- seine Signale authentisch sind, also konsistent auf allen Kommunikationskanälen. Er muss verbal, paraverbal und nonverbal die gleiche Botschaft senden. Tut er das nicht, verstärkt das beim Klienten das Misstrauen;
- der Therapeut die Signale über lange Zeit völlig konsistent sendet, denn nur dann kann im Klienten der Eindruck entstehen, dass der Therapeut sein Handeln nicht ändern wird.

Durch solche Strategien gelangen die Beziehungsbotschaften langsam durch die Filter und „kommen beim Motiv an“.

- Dieses therapeutische Vorgehen hat noch einen weiteren, sehr wesentlichen Effekt: Es „beruhigt“ die negativen Schemata. Diese besagen ja:
- „Ich bin nicht wichtig – und das gilt in allen Beziehungen!“
- „Ich werde nicht ernst genommen – und das gilt in allen Beziehungen!“

Vermittelt ein Therapeut über lange Zeit konsistent eine andere Beziehungserfahrung, bildet sich innerhalb der Schemata eine Ausnahme: „Es könnte sein, dass das auf die Beziehung zum Therapeuten nicht zutrifft.“ Dadurch werden die negativen Schemata zumindest in der Beziehung zum Therapeuten zum Teil deaktiviert. Das schafft Vertrauen: Trotz der negativen Schemata vertraut der Klient dem Therapeuten, dass dieser sich nicht so verhalten wird, wie die Schemata es besagen.

Indem die negativen Schemata teilweise deaktiviert werden, lässt zudem die besprochene Filterfunktion nach: Es dringen zunehmend mehr positive Beziehungsbotschaften des Therapeuten zum Motiv vor! Das bedeutet, die Motivbefriedigung oder Motivsättigung nimmt mit der Zeit zu. Während die Beziehungsgestaltung des Therapeuten zu Beginn der Therapie eher schwach wirkt, nimmt die Wirkung später „an Fahrt auf“ und der Anstieg der Wirkung verläuft wahrscheinlich exponentiell. An einem Punkt ist allerdings ein Maximum erreicht. Dann wirkt Komplementarität stabilisierend und nicht mehr steigernd auf den Beziehungskredit.

Man muss annehmen, dass Motive und Schemata wechselseitig aufeinander wirken: Werden Schemata deaktiviert, wird das Motiv stärker befriedigt. Dies stärkt die motivationale Tendenz des Klienten, sich auf eine Beziehung zum Therapeuten einzulassen, was wiederum rückwirkend die Schema-Deaktivierung verstärkt. Daraus kann man ableiten, dass eine therapeutische Beziehungsgestaltung zu Beginn erst einmal nur wenig Wirkung hat, mit der Zeit aber immer schneller und stärker wirkt. Oder, um in der Metapher zu bleiben: Der Weg vom negativen Kontostand auf null wird länger dauern als der von null auf einen angemessenen, positiven Wert.

7.4 Komplementäre Beziehungsgestaltung realisieren

Wie in Abschnitt 7.2 deutlich wurde, bedeutet komplementäres Handeln bedürfnisbefriedigendes Handeln: Der Therapeut begegnet den Beziehungsmotiven seines Klienten, so gut er kann. Komplementäres Handeln ist hochspezifisch: Es muss sich genau dem jeweiligen Beziehungsmotiv des Klienten anpassen. Klientinnen und Klienten mit unterschiedlichen Beziehungsmotiven wünschen sich von ihren Interaktionspartnern unterschiedliche Beziehungsbotschaften. Das Feedback muss genau auf das jeweilige Beziehungsmotiv passen. Nur dann wirkt es positiv auf das Motiv. Komplementäres Handeln bedeutet somit im therapeutischen Prozess:

- Der Therapeut muss eine valide Hypothese darüber bilden, was das zentrale Beziehungsmotiv des Klienten ist.
- Dann muss er dem Klienten genau *die* Beziehungsbotschaften senden, die dieses Motiv befriedigen oder „füttern".
- Dies muss er über lange Zeit konsequent, authentisch und in hoher Intensität tun.

Dabei muss er zugleich darauf achten, dass sein Klient versteht, dass die Beziehungsbotschaften nur für die Therapeut-Klient-Beziehung gültig sind (vgl. Ausführungen zum „Rahmen therapeutischer Regeln", Seite 80). Und er muss berücksichtigen, dass jeder Klient auch eine spezifische Motivausprägung haben kann: Ein Klient mit einem starken Anerkennungsmotiv möchte z. B. vor allem Feedback zu seiner Intelligenz, ein anderer vor allem zu seiner hohen Stressresistenz u. Ä.

Ich möchte im Folgenden einige therapeutische Vorgehensweisen erörtern, mit denen sich ein Therapeut zu den jeweiligen Beziehungsmotiven komplementär verhalten kann.

Anerkennung

Anerkennung bedeutet, dass der Therapeut dem Klienten positives Feedback zu seiner Person gibt. Der Therapeut geht davon aus, erkennt an und zieht nicht in Zweifel,

- dass der Klient als Person o.k. ist,
- dass er positive Eigenschaften und Ressourcen hat,
- dass er intelligent, kreativ, leistungsfähig, ausdauernd u. Ä. ist.

Der Therapeut sagt dabei prinzipiell immer nur etwas über seinen subjektiven Eindruck, z. B.:

- „Ich sehe, wie erfolgreich Sie sind."
- „Ich erkenne, welche überragenden Leistungen Sie erbracht haben."
- „Ich denke auch, dass Sie hochintelligent sind."

Er trifft niemals Realitätsaussagen wie:

- „Sie *sind* intelligent."
- „Sie *sind* erfolgreich." U. Ä.

Es ist ein grundlegendes Prinzip einer Klärungsorientierten Psychotherapie (vgl. Abschnitt 1.4), dass ein Therapeut niemals eine Realitätskonstruktion des Klienten bestätigt. Psychologisch betrachtet, muss man davon ausgehen, dass der Klient niemals „die Realität objektiv" erkennen kann, sondern subjektive Konstruktionen seiner Realität schafft, die von vielen psychologischen Faktoren mitbestimmt werden, in hohem Maße durch Schemata.

Diese Konstruktionen des Klienten müssen in der Psychotherapie immer hinterfragbar, relativierbar, bearbeitbar und modifizierbar bleiben!

Außerdem gilt:
- Ein Therapeut weiß nie wirklich, was genau die Realität (des Klienten) ist, er erfährt die Welt des Klienten immer nur durch die Einschätzungen des Klienten.
- Ein Therapeut kann daher keine Aussagen über die Realität des Klienten machen.
- Er will das auch nicht, da er immer davon ausgeht, dass auch der Klient nicht die Realität abbildet, sondern Konstruktionen der Realität vermittelt.
- Und der Therapeut geht immer davon aus, dass diese Konstruktionen hinterfragbar sind und hinterfragbar sein müssen.

Würde der Therapeut eine Annahme als Realität bestätigen, machte er sie unhinterfragbar – und das ist antitherapeutisch!

Einen Klienten mit einem starken Anerkennungsmotiv kann man nicht „überfüttern", aber man kann ihn durch ein Understatement beleidigen.

Der Therapeut gibt dem Klienten ein Feedback in genau der Intensität, in der der Klient es will. Sagt ein Klient z. B. „Ich habe da etwas Tolles geleistet", dann kann der Therapeut antworten: „Ich sehe, dass Sie etwas Außergewöhnliches geleistet haben." (Und nicht: „War ganz gut" oder „Geht so".) Ein Understatement würde ein Klient mit hoher Wahrscheinlichkeit als Abwertung erleben und das würde den Therapeuten Beziehungskredit kosten, den er aber aufbauen will.

Da das Feedback des Therapeuten authentisch sein soll, sollte der Therapeut es auch nur dann geben, wenn er es ernst meint. Wenn er sich klarmacht, was ein Klient geleistet hat, oder auch nur, was ein Klient braucht, dann wird ihm das in aller Regel möglich sein.

Sollte er ein solches Statement jedoch nicht authentisch über die Lippen bringen können, sollte er besser ganz darauf verzichten! Man darf als Therapeut oder Therapeutin nie vergessen, dass gerade Personen mit hohem interaktionellen Misstrauen gelernt haben, gegenüber Diskrepanzen in der Kommunikation von Interaktionspartnern sehr sensibel zu sein, und oft in der Lage sind, diese sehr genau wahrzunehmen.

Wichtigkeit

Eine Therapeutin gibt einer Klientin Feedback darüber,

- dass sie ihr *als Klientin* wichtig ist,
- dass sie gerne mit der Klientin arbeitet (falls das so ist, s. o.),
- dass sie sich für die Klientin im Rahmen der Therapie interessiert,
- dass sie die Klientin gerne sehr genau verstehen möchte,
- dass sie im Rahmen der Therapie für die Klientin da ist.

Die Therapeutin

- schenkt der Klientin volle Aufmerksamkeit (auch durch zugewandte Körperhaltung, Blickkontakt usw.),
- zeigt hohe „Präsenz": Sie ist wach, hört aufmerksam zu, macht viele Statements, beteiligt sich oft, unterbricht die Klientin auch mitunter mit wichtigen Fragen usw.,
- interagiert, wenn möglich, in ähnlicher Intensität wie die Klientin (in Mimik und Gestik).

Verlässlichkeit

Ein Therapeut macht dem Klienten deutlich,

- dass die therapeutische Beziehung zwar an einem Punkt in der Zukunft abgeschlossen sein wird, dass sich der Klient aber darauf verlassen kann, dass der Therapeut die Therapie auch zu Ende führt und nicht vorzeitig beendet,
- dass er in der Psychotherapiestunde für den Klienten da ist und eine Beziehung konsistent anbietet,
- dass auch Unstimmigkeiten, Missverständnisse oder Probleme in der Therapeut-Klient-Beziehung die therapeutische Beziehung in keiner Weise gefährden,
- dass der Klient nichts tun kann, was den Therapeuten veranlassen könnte, auf den Klienten ärgerlich zu werden oder die Beziehung zu kündigen.

Solidarität

Ein Therapeut sollte dem Klienten gegenüber loyal sein, d. h. er sollte signalisieren,

- dass er auf der Seite des Klienten steht und ihm auf jeden Fall helfen will,
- dass der Klient sich auf die Unterstützung des Therapeuten voll verlassen kann,
- dass der Therapeut nie etwas gegen den Klienten verwenden wird,
- dass der Klient äußern darf, wenn er etwas braucht, dass der Therapeut dann aber selbst entscheidet, wie er damit umgehen will.

Zugleich bedeutet es aber auch, dass der Therapeut deutlich macht,

- dass er den Klienten auch konfrontieren können muss, was dazu dient, dem Klienten zu helfen, nicht dazu, „gegen" den Klienten zu arbeiten,
- dass er in der Lage sein muss, Konstruktionen des Klienten zu hinterfragen,
- dass er sich nicht dazu verleiten lässt, „Realitätskonstruktionen" als Realität zu bestätigen,
- dass er sich *nie* mit dem Klienten gegen Dritte solidarisieren wird, da das eine unangemessene Realitätsbestätigung wäre und den Klienten dazu veranlasst, z. B. seinen Anteil an einem Interaktionsproblem auszublenden.

Autonomie

Die Therapeutin macht dem Klienten deutlich,

- dass sie ihm Bearbeitungsangebote macht, da das auch die genuine Aufgabe einer Therapeutin ist,
- dass sie den Klienten aber *nie* zwingen wird, den Angeboten zu folgen, und dass sie nie die Absicht hat, den Klienten zu kontrollieren oder zu bevormunden,
- dass der Klient also bei jedem Bearbeitungsangebot entscheiden kann, ob er es umsetzen will oder nicht, d. h., der Klient ist letztlich immer die Entscheidungsinstanz.

Gegebenenfalls muss die Therapeutin dem Klienten auch deutlich machen, dass er sich dafür entscheiden kann, ein Beziehungsangebot nicht anzunehmen, und dass die Therapeutin dies akzeptiert und es keine negativen Beziehungskonsequenzen geben wird. In einem solchen Fall schlägt der Klient jedoch das therapeutische Angebot aus, das unter Umständen wesentlich für eine Zielerreichung ist, und dadurch wird unter Umständen der therapeutische Fortschritt verhindert. Dafür muss der Klient die Verantwortung übernehmen. Er darf eine Entscheidung treffen, muss aber auch die Konsequenzen selbst verantworten.

Grenzen / Territorialität

Der Therapeut macht deutlich,

- dass er Interventionen durchführen und Fragen stellen muss, da das seine therapeutische Aufgabe ist,
- dass er dabei aber Grenzen der Klientin nicht überschreiten möchte und solche Grenzen respektieren will,
- dass die Klientin aber aufgerufen ist, ihm Grenzen aufzuzeigen, da er a priori nicht wissen kann, wo sich eine Grenze der Klientin befindet. Der Therapeut wird diese Grenze dann sofort respektieren.

Es gibt hier jedoch die gleiche Einschränkung wie bei Autonomie: Eine Grenze kann unter Umständen bedeuten, dass die Therapie an bestimmten Stellen nicht fortgesetzt werden kann. Und das hat unter Umständen zur Folge, dass die Effektivität der Therapie beeinträchtigt wird. Darüber sollte sich die Klientin im Klaren sein und dafür muss sie die Verantwortung übernehmen.

8. Umgang mit Manipulationen

Ein Klient mit PD realisiert einem Therapeuten gegenüber, vor allem zu Therapiebeginn, ein hohes Ausmaß an Manipulation. Damit sollte der Behandelnde konstruktiv umgehen können.

Wie in Kapitel 4 ausgeführt, handelt es sich um Manipulation, wenn eine Person andere Personen auf intransparente Weise zu ihrem eigenen Vorteil beeinflusst. Die Einflussmethode ist für die anderen nicht durchschaubar und gibt ihnen das Gefühl, frei zu handeln.

Der oder die Beeinflussende erfindet einen Grund („Ich bin so krank!"), der das Gegenüber dazu bewegt, sich auf bestimmte Art und Weise zu verhalten („Ich muss mich kümmern"). Die Person sendet diesen Grund als Image, an den sich dann wiederum ein Appell knüpft („Bitte entlaste mich, nimm mir Arbeit ab"). Dadurch wird der Interaktionspartner getäuscht. Er oder sie

- durchschaut nicht, worum es wirklich geht (und soll das ja auch nicht durchschauen),
- tut damit etwas für die Person, was er / sie von sich aus nicht getan hätte (ohne entsprechenden Ausgleich ist das Ausnutzen des Interaktionspartners);
- kann sich nicht dazu entscheiden, es nicht zu tun (ohne negative Konsequenzen), hat also keine Wahlfreiheit.

Manipulatives Handeln ist dann gegeben, wenn eine Person durch ihre Handlung einen Interaktionspartner „ausbeutet", also nicht für Ausgleich sorgt. Dies wirkt „interaktionstoxisch", es „vergiftet" eine Beziehung.

Daher ist es immer potentiell problematisch und sollte möglichst vom Interaktionspartner, vor allem von einem Therapeuten, *erkannt* werden.

8.1 Therapeutische Entscheidungen und Ziele

Bevor ein Therapeut entscheiden kann, wie er mit einer Manipulation umgehen will, muss er analysieren, worin genau die Manipulation besteht. Er muss verstehen,

- *dass* es sich bei dem Klientenverhalten um eine Manipulation handelt,
- was die Ziele / Intentionen der Manipulation sind,
- welche Strategien der Manipulation der Klient anwendet.

Dann muss der Therapeut entscheiden,

- ob das Handeln des Klienten eher akzeptabel ist, also die Person für Ausgleich sorgt: Dann muss er es nicht weiter beachten, weil es wahrscheinlich gar nicht zu interaktionellen Problemen führt;
- oder ob das Handeln zu mehr oder weniger massiven interaktionellen Kosten führt: Interaktionspartner werden sauer, beschweren sich, wehren sich, drohen mit Beziehungsabbruch oder beenden Beziehungen.
  In solchen Fällen sollte ein Therapeut das manipulative Handeln therapeutisch bearbeiten.

Das Ziel einer solchen therapeutischen Bearbeitung ist es, dass der Klient erkennt,

- dass er ein spezielles Handeln ausführt,
- *dass* dieses manipulativ ist,
- dass dies auf Interaktionspartner negativ wirkt,
- dass er damit bereits (massive) Interaktionskosten erzeugt.

Der Klient muss dann reflektieren, ob er diese Kosten will oder sich dazu entscheidet, sie zu reduzieren. Falls er sie reduzieren will, muss er erkennen, dass er sein Handeln ändern muss, dass er mit dem Therapeuten Alternativen entwickeln oder sich dazu entschließen kann, auf bestimmte Manipulationen ganz zu verzichten.

Prinzipiell erhält ein Therapeut Informationen über manipulatives Handeln von Klienten aus zwei Quellen:

- Der Klient berichtet davon in der Therapie: Darüber, was er mit Interaktionspartnern macht, dass er intransparent handelt, er berichtet über negative Reaktionen von Interaktionspartnern usw.
- Der Klient versucht, den Therapeuten zu manipulieren.

8.2 Manipulation des Therapeuten

Da ein Klient in seiner Biografie manipulatives Handeln gelernt hat und dieses im damaligen Kontext auch gut funktionierte, überträgt er es auf verschiedene andere Kontexte. Seine manipulativen Strategien können *jedem* Interaktionspartner gegenüber eingesetzt werden, und das wird auch geschehen, wenn der Klient das für sinnvoll hält. Daher ist es äußerst wahrscheinlich, dass solches Handeln auch gegenüber dem Therapeuten realisiert wird. Dies hat für das therapeutische Setting Vor- und Nachteile:

- Der Vorteil ist, dass der Therapeut solches Handeln im Therapieprozess direkt beobachten, analysieren und bearbeiten kann. Dabei ist es außerdem vorteilhaft, dass der Klient meist hochautomatisiert handelt, es daher kaum kontrolliert oder nur kurz kontrollieren kann. Damit liefert er dem Therapeuten sehr relevante Informationen, ob er will oder nicht.
- Der Nachteil ist aber, dass der Therapeut Opfer einer Manipulation werden kann. Wenn er das zulässt, besteht die Gefahr, dass er zu Handlungen veranlasst wird, die untherapeutisch oder sogar antitherapeutisch sind!

Ein Klient kann einen Therapeuten z. B. dazu verleiten,
- den Klienten zu schonen, problematische Themen zu vermeiden,
- bestimmte Fragen gar nicht zu stellen,
- Verantwortung für den Klienten zu übernehmen, die dem Klienten zusteht,
- für den Klienten Probleme zu lösen usw. usw.

Tut ein Therapeut etwas Derartiges, dann handelt er nicht mehr therapeutisch: Er bestimmt die Regeln der Therapie nicht mehr und kann wirksame und notwendige therapeutische Strategien nicht mehr realisieren. Dadurch wird Therapie zwecklos, unsinnig oder sogar schädlich für den Klienten. Außerdem kann ein Therapeut dadurch, dass er sich manipulieren lässt, das manipulative Handeln des Klienten bekräftigen, es also verstärken, anstatt es zu bearbeiten und abzubauen. Auch das wäre in hohem Maße antitherapeutisch.

Ein Therapeut sollte sich zu manipulativem Handeln des Klienten nur unter bestimmten Umständen komplementär verhalten! Diese „Umstände" werden in Abschnitt 8.3 genauer ausgeführt.

Arten von Manipulationen

Analysiert man manipulatives Handeln eines Klienten dem Therapeuten gegenüber genauer, wird ersichtlich, dass es zwei verschiedene Arten von Manipulation gibt:
- motivbezogene Manipulation und
- extrinsische Manipulation.

Motivbezogene Manipulation bedeutet, dass eine Person mit ihrer Manipulation das Ziel verfolgt, ein Motiv zu befriedigen, und der Interaktionspartner soll dazu veranlasst werden, genau das zu tun. Sie „spannt" den Interaktionspartner also dazu ein, durch sein Handeln zentrale Motive zu befriedigen oder Ziele zu „bedienen". Es handelt sich motivationstheoretisch gesehen um eine „intrinsische" Motivation.

Damit ist die Absicht auch vorübergehend: Die Person will jetzt und eine Zeit lang, dass der Interaktionspartner sich motivbefriedigend verhält, und mehr Absichten verfolgt die Person gar nicht. Der Interaktionspartner wird nicht für die Erreichung anderer Ziele oder langfristiger Ziele „eingespannt". Hat er durch sein Handeln das Motiv befriedigt, ist es (vorübergehend) gesättigt, und damit hört die Manipulation dann (erst einmal) auf.

Extrinsische Manipulation bedeutet dagegen, dass die Person versucht, einen Interaktionspartner für andere Ziele als für unmittelbare Motivbefriedigung einzuspannen: für Ziele, die unmittelbar mit dem Beziehungsmotiv selbst gar nichts mehr zu tun haben, z. B. für das Ziel „Arbeit abgeben", „Verantwortung abgeben", „entlastet werden" usw.

Damit verfolgt die Person, motivationstheoretisch gesehen, extrinsische Ziele: Sie will vom Interaktionspartner (viel) mehr als nur Motivbefriedigung!

Dies impliziert auch, dass der Interaktionspartner längerfristig für die Ziele der Person eingespannt wird oder prinzipiell kontrolliert werden soll: Die manipulierende Person will nicht nur, dass der Interaktionspartner im Augenblick ein Motiv „füttert", sie will, dass er prinzipiell etwas Bestimmtes tut oder nicht tut. Sie verfolgt damit Ziele, die über eine vorübergehende Motivbefriedigung hinausgehen.

Beispiele für eine motivbezogene Manipulation sind:

- Angenommen, ich habe ein starkes Anerkennungsmotiv und eine Norm („Erhalte Lob!", „Vermeide Kritik!" usw.). Ich gebe dem Interaktionspartner gegenüber an, um Lob und Anerkennung zu bekommen. Dazu verwende ich Images und Appelle: Mein Handeln *ist* damit eindeutig manipulativ. Andere Ziele verfolge ich dabei jedoch nicht, etwas anderes soll der Interaktionspartner gar nicht tun, und wenn der Interaktionspartner mich lobt und mir Anerkennung gibt, habe ich mein Ziel erreicht. Damit ist mein Motiv (zumindest vorübergehend) „gesättigt" und meine Manipulation ist unnötig: Ich kann (zumindest vorübergehend) damit aufhören.
- Angenommen, ich habe ein starkes Wichtigkeitsmotiv und daraus abgeleitet eine Norm (z. B.: „Erhalte Aufmerksamkeit!", „Veranlasse andere, dich ernst zu nehmen!"), dann jammere ich in der Therapie darüber, wie schlecht es mir geht, damit ich als Person gehört und ernst genommen werde. (Ich sende damit *keine* Botschaft auf der Inhaltsebene, sondern nutze Images und Appelle, also reine Beziehungsbotschaften, die manipulativ sind!)
  Ich will den Interaktionspartner aber *nur* für dieses Ziel einspannen: Für eine unmittelbare Befriedigung eines Motivs oder bestimmter, daraus abgeleiteter normativer Ziele! Darüber hinausgehende Absichten verfolge ich nicht. Erhalte ich die gewünschten Signale, dann will ich zwar unter Umständen weitere, verfolge jedoch keine weiteren Absichten: Mein Handeln ist ausschließlich auf Motiv-

oder Zielbefriedigung ausgerichtet. Und wenn ich bekommen habe, was ich will, kann ich mit dem manipulativen Handeln aufhören.
Und: Wenn der Interaktionspartner sich auch weiterhin so verhält, dass er mein Motiv befriedigt, setzt noch ein anderer, sehr wesentlicher Prozess ein: Das Motiv wird grundsätzlich gesättigt und nimmt damit an Relevanz ab! Damit verringert sich die Notwendigkeit zu manipulativem Handeln nicht nur vorübergehend, sondern prinzipiell.
Das bedeutet aber: „Füttere" ich als Interaktionspartner ein Beziehungsmotiv, dann *reduziere* ich damit auch das manipulative Handeln, mit dem die Person mich zu meinem motivbefriedigenden Handeln veranlasst hat.

Beispiele für eine extrinsische Manipulation sind:

- Angenommen, ich versuche, meinen Interaktionspartner dazu zu bringen, mir Arbeit abzunehmen und mich zu entlasten. Das bedeutet, ich spanne meinen Interaktionspartner nicht primär für die Befriedigung von Motiven oder daraus abgeleiteten Zielen ein, sondern ich funktionalisiere ihn für *andere* Zwecke, für *andere* Ziele: Ich will Verantwortung abgeben, meiner Faulheit frönen, mich entlasten usw. *Das Handeln dient also im Wesentlichen Zwecken, die nicht mit dem Beziehungsmotiv verbunden sind!*
  Verhält sich der Interaktionspartner so, dass er auf diese Manipulation eingeht, dann sättigt das mein Beziehungsmotiv in gar keiner Weise, denn darum geht es ja gar nicht.
  Und die Ziele, die ich in Wahrheit verfolge („Arbeit abgeben") sind gar nicht zu sättigen: Ich kann immer und immer mehr Arbeit abgeben! Im Gegenteil: Nimmt mir ein Interaktionspartner Arbeit ab, komme ich erst recht „auf den Geschmack" und will „mehr desselben". Ich versuche z. B.,
- meinen Interaktionspartner dazu zu bringen, immer an meiner Seite zu sein und mich nicht allein zu lassen.
- einen Therapeuten davon abzuhalten, mir unangenehme Fragen zu stellen,
- einen Therapeuten dazu zu bringen, mir Sondertermine zu geben, die Stunde zu verlängern, mir seine Telefonnummer zu geben usw.

In diesen Fällen geht es vor allem um Kontrolle des Interaktionspartners: Ich will, dass er bestimmten Zielen dient und dass er das eine ganze Zeit lang tut! Ich will einen Interaktionspartner für längere Zeit für meine Belange einspannen und damit viel mehr als eine unmittelbare Motivbefriedigung.

Damit ergeben sich bei den beiden Manipulationsarten ganz andere psychologische Konsequenzen: Befriedige ich als Interaktionspartner eine motivbezogene Manipulation, dann gehe ich (mehr oder weniger stark) auf das zentrale Beziehungsmotiv ein: Dies wird gesättigt, zuerst vorübergehend, dann langfristig. Dies führt zu einer

Reduktion des manipulativen Handelns, da eine weitere Motivbefriedigung nicht mehr erforderlich ist.

Befriedige ich jedoch eine extrinsische Manipulation, dann befriedige ich das zentrale Beziehungsmotiv nicht und es wird damit auch nicht „gesättigt". Vielmehr „bediene" ich andere, extrinsische Ziele, die aber „unstillbar" sind, und zeige der manipulierenden Person damit, dass ich mich auch weiterhin einspannen lassen werde. Dadurch nimmt das manipulative Handeln zu.

Das bedeutet also:
- Die Befriedigung motivbezogener Manipulation sollte das manipulative Handeln schwächen.
- Die Befriedigung extrinsischer Manipulation sollte das manipulative Handeln verstärken.

Heuristiken

Wie wir gesehen haben, sind bestimmte Aspekte von PD inhaltlich eng miteinander verbunden: Ist A gegeben, dann ist auch mit hoher Wahrscheinlichkeit B gegeben (aber nie mit Sicherheit!).

Da das so ist, kann ein Therapeut auch aus der Kenntnis von A Schlüsse bezüglich B ziehen: Immer als Hypothese, die immer noch genau geprüft und validiert werden muss.

Diese Zusammenhänge bilden eine Wissensstruktur, die man als Heuristik bezeichnet: Innerhalb dieser Struktur kann man aufgrund der Kenntnis bestimmter Aspekte auf die Art bestimmter anderer Aspekte schließen. So kann ein Therapeut
- auf Grundlage der Kenntnis der Selbstschemata auf die Art von Normen schließen und umgekehrt;
- auf Grundlage der Kenntnis von Beziehungsschemata auf die Art von Regeln schließen und umgekehrt;
- aus Selbst- und Beziehungsschemata auf die Art von Manipulationen schließen und umgekehrt.

Realisiert ein Klient z. B. Images wie
- „Ich bin toll!",
- „Ich bin hochkompetent!" usw.,

dann ergibt sich sofort die Frage, welche Selbstzweifel damit psychologisch kompensiert werden sollen, und die Antwort lautet: Selbstzweifel bzgl. Kompetenz, Fähigkeiten, Fertigkeiten u. Ä. Es versteht sich von selbst, dass solche Schlüsse immer genau geprüft und validiert werden müssen!

Derartige Heuristiken sind für eine therapeutische Modellbildung (vgl. Abschnitt 6.2) von großer Bedeutung: Wir haben gesehen, dass Klienten aufgrund des hohen interaktionellen Misstrauens intentional nur wenig relevante Informationen geben: Sie lassen Therapeuten nicht „in ihre Karten gucken“. Damit bekommen diese auf explizitem, direktem Weg, vor allem zu Beginn der Therapie, kaum relevante Informationen. Das ist schlecht für die Bildung von Klientenmodellen und Fallkonzepten.

Die beschriebene Heuristik liefert einen Ausweg: Der Klient realisiert ja gerade in seinem Handeln ein hohes Ausmaß an Images und Appellen, er formuliert Regeln und zeigt mannigfaltige Kompensationen. *Diese* Informationen werden vom Klienten *ja gerade nicht „zensiert“*, im Gegenteil! Damit gibt er uns eine große Menge an Informationen. Und aufgrund der Heuristik können wir diese Informationen konstruktiv nutzen.

Der Klient bietet uns ein Image und versucht, bestimmte „brisante“ Selbstzweifel zu vermeiden, aber Therapeuten können nun gerade aus dem Inhalt dieser Images auf Selbstzweifel schließen! Das bedeutet: Ein Therapeut, der eine solche Heuristik anwendet, kann hypothetisch viele Schlüsse auf genau die Informationen ziehen, die ein Klient gerade *nicht* geben will. Er kann Schemata rekonstruieren und Schlüsse ziehen, von denen der Klient gar nicht will, dass der Therapeut sie zieht. Der Therapeut nutzt dieses Wissen nie gegen den Klienten, sondern immer nur und ausschließlich, um den Klienten zu verstehen!

Durch Heuristiken hat ein Therapeut die Möglichkeit, erste, hypothetische Klientenmodelle schon früh im Therapieprozess zu entwickeln, selbst dann, wenn der Klient dem Therapeuten noch gar keine relevanten Informationen geben möchte.

8.3 Komplementarität zur „Spielebene“?

Wenn es um Manipulationen geht, befinden wir uns nach dem Modell der doppelten Handlungsregulation auf der Ebene dysfunktionaler Schemata, auch „Spielebene“ genannt. Die Überlegungen aus Abschnitt 8.2 sind von entscheidender Bedeutung bei der Beantwortung der zentralen therapeutischen Frage, ob sich ein Therapeut oder eine Therapeutin im Therapieprozess komplementär zu manipulativem Handeln („Spielverhalten“) des Klienten verhalten darf/sollte? Die Antwort ist simpel und komplex zugleich: Es hängt von der Art der Manipulation ab.

Wie oben bereits aufgeführt, unterscheiden wir hier zwei Arten von Manipulation:

- die motivbezogene Manipulation: Hier versucht der Klient, den Interaktionspartner dazu zu bringen, ihm zentrale Beziehungsmotive zu befriedigen. So will z. B. ein narzisstischer Klient durch Images und Appelle den Therapeuten dazu veranlassen, ihm Anerkennung zu zollen;
- die extrinsische Manipulation, bei der die Klientin versucht, von der Therapeutin etwas zu bekommen, was nicht ihrem Beziehungsmotiv entspricht, was sie aber dennoch bekommen will, z. B. spannt eine histrionische Klientin die Therapeutin dafür ein, ihr Sondertermine oder Sonderrechte einzuräumen.

Realisiert ein Klient eine motivbezogene Manipulation, dann führt eine Komplementarität, also ein „Daraufeingehen" des Therapeuten, nicht zu einer Verstärkung des manipulativen Handelns des Klienten, sondern zu einer Reduktion. In diesem Fall ist ein komplementäres Handeln des Therapeuten zu manipulativem Klientenhandeln sinnvoll und angemessen.

Realisiert ein Klient dagegen eine extrinsische Manipulation, dann führt ein komplementäres Handeln des Therapeuten nicht zu einer Reduktion des manipulativen Klientenhandelns, sondern zu seiner Verstärkung. Daher ist hier ein komplementäres Handeln des Therapeuten zu manipulativem Klientenhandeln stark kontraindiziert!

Das bedeutet z. B. im Therapieprozess: Verhält sich ein Therapeut angesichts eines „Angeberverhaltens" eines narzisstischen Klienten komplementär, äußert er etwa, dass er die Erfolge, Fähigkeiten usw. des Klienten wahrnimmt und nicht infrage stellt, dann nimmt das manipulative Handeln mit der Zeit ab. Der Klient sendet immer weniger Images und Appelle, fasst Vertrauen zum Therapeuten, öffnet sich und beginnt, konstruktiv zu arbeiten.

Das manipulative Handeln nimmt außerdem auch deshalb ab, weil das Handeln des Therapeuten, wie wir gesehen haben, die negativen Schemata „beruhigt" und damit die Notwendigkeit nachlässt, dass ein Klient „sich hinter Images verstecken muss"!

Allerdings nimmt das manipulative Handeln auch nur *speziell* der Person gegenüber ab, die sich derart komplementär verhält: Einen allgemeinen Lerneffekt hat es nicht. Das muss es aber auch nicht, denn der Therapeut will ja durch seine Komplementarität im Therapieprozess konstruktive Bedingungen für eine weitere therapeutische Arbeit schaffen. Er geht in der ersten Phase der Therapie noch gar nicht von allgemeinen Veränderungen aus!

Verhält ein Therapeut sich jedoch zu extrinsischen Manipulationen komplementär, *dann verschlimmert er das Problem:* Der Klient fühlt sich bekräftigt und baut sein manipulatives Handeln aus. Diese Art der Manipulation läuft nach der Devise: Reicht man dem Klienten den kleinen Finger, nimmt er die ganze Hand!

Ein Therapeut darf sich auf keinen Fall, nicht einmal ansatzweise, auf solche Manipulationen einlassen. Denn tut er das, verfolgt der Klient eine „Foot-in-the-door"-Technik: Er fängt mit einer „harmlosen" Bitte an und dann werden seine Forderungen immer massiver. Und hat der Therapeut sich erst einmal auf ein solches Spiel eingelassen, kommt er zunehmend schlechter wieder raus. Hat er beispielsweise einmal zugestimmt, die Therapiestunde um 15 Minuten zu überziehen, und will er das nun rückgängig machen, wird der Klient nicht so schnell lockerlassen: „Sie haben das doch bisher akzeptiert – warum akzeptieren Sie das jetzt nicht mehr?", „Sie hatten doch bisher so viel Verständnis für mich – wieso jetzt nicht mehr?" Usw.

Ein Klient wird aus der Tatsache, dass der Therapeut seinen Forderungen / Erwartungen bisher entgegengekommen ist, ableiten,

- dass ihm dieses Recht zugestanden wurde und es ihm deshalb auch weiter zusteht;
- dass es ein „Vertrauensbruch" oder unsolidarisch wäre, ihm diese „Sonderrechte" wieder zu entziehen.

Hat der Therapeut aufgrund der Manipulation des Klienten Zugeständnisse gemacht, die er später wieder zurücknimmt, wird das die Therapeut-Klient-Beziehung (stark) belasten und der Klient wird seinen manipulativen Druck auf den Therapeuten verstärken. Will der oder die Behandelnde also aus dieser (selbst produzierten) Falle wieder entkommen, schnappt die Falle erst recht zu. Wenn der Therapeut auf die ursprüngliche Manipulation eingegangen ist, wird er Probleme haben, der nun einsetzenden weiteren Manipulation zu widerstehen. Daher gilt die Regel: Principiis obsta – wehre den Anfängen! Der Therapeut darf sich auf bestimmte manipulative Strategien gar nicht erst einlassen.

Machen wir uns die prinzipiellen Möglichkeiten, als Therapeut oder Therapeutin mit Manipulationen umzugehen, an einem Beispiel deutlich:

Versucht ein Klient, die Therapeutin zu manipulieren, indem er angibt „Mir geht es oft so schlecht, ich brauche deshalb Sondertermine", dann sind folgende Punkte zu beachten:

- Die Therapeutin macht *sich* als Erstes klar, *dass* es sich um eine manipulative Aktion handelt, und zwar um eine solche, auf die sie keineswegs eingehen sollte.
- Sie bleibt auf der Beziehungsebene zugewandt, respektvoll, verständnisvoll: Sie reagiert in keiner Weise aggressiv oder abweisend! Die Aktion des Klienten hat keinerlei negative Beziehungskonsequenzen!

- Auf der Inhaltsebene sendet sie jedoch eine *klare Botschaft,* und zwar
  - so direkt und explizit wie möglich,
  - so klar und deutlich wie möglich,
  - so, dass der Klient sie eindeutig verstehen kann.

Die erste Reaktion ist also immer empathisch: „Ich kann verstehen, dass Sie sich unsicher fühlen und dass Sie solche Termine möchten." (Der Versuch ist nicht strafbar …)

Dann folgt eine klare Absage: „Das werde ich aber nicht tun." (… aber zwecklos!)

Dann folgt eine kurze Begründung (auf die der Klient ein Recht hat):

„Sondertermine halte ich prinzipiell nicht für sinnvoll. Ich biete daher einen Termin pro Woche an. Das halte ich bei allen Klienten so. Und das biete ich auch Ihnen an."

Die Therapeutin lässt sich nicht auf Diskussionen mit dem Klienten ein. Sie als Therapeutin bestimmt die Regeln: Der Klient kann sie annehmen oder es lassen.

Unter Umständen kann die Therapeutin ihre Ablehnung weiter erläutern: „Ich möchte mit Ihnen eine ambulante Psychotherapie machen. Das setzt voraus, dass Sie stabil genug und in der Lage sind, einmal die Woche zu einer Stunde zu mir in die Praxis zu kommen. Sollte Sie das überfordern, müssen wir darüber nachdenken, ob Sie besser in eine Klinik gehen und sich stabilisieren sollten."

Geht der Klient auf diese Ausführung nicht ein, kann die Therapeutin dies zum Problem des Klienten machen, da sie nun erwarten kann, dass der Klient kooperiert: „Ich frage mich, was es Ihnen schwer macht zu akzeptieren, dass ich eine solche Regel aufstelle?"

Ein Therapeut sollte auch persönliche Grenzen setzen: Wenn ein Klient persönliche Fragen stellt, kann der Therapeut prinzipiell solche Angaben machen, die ohnehin auf seiner Website stehen und offen zugänglich sind. Er sollte jedoch für sich persönlich definieren, welche Fragen er *nicht* beantworten will, etwa

- wie viel Geld er verdiene,
- wie oft er mit seiner Frau schlafe,
- ob er selbst sexuelle Probleme habe,
- ob er an Gott glaube,
- welche Partei er wähle u. a.

Solche privaten Informationen gehen den Klienten nichts an. Also grenzt sich der Therapeut klar ab:

„Es ist o. k., wenn Sie mir eine solche Frage stellen. Aber die Antwort darauf betrachte ich als eine persönliche Information, die ich Klienten grundsätzlich nicht gebe. Und ich möchte Sie bitten, das zu respektieren."

Fängt der Klient an zu diskutieren („Haben Sie etwas zu verbergen?", „Die Frage ist doch harmlos" u. a.), kann der Therapeut sein Statement noch einmal wiederholen. Fragt der Klient dennoch weiter, macht der Therapeut das zum Problem des Klienten, denn offensichtlich *ist* es das: „Ich hatte Sie gebeten, meine Grenze zu respektieren. Was macht es Ihnen schwer, das zu tun?" Auf keinen Fall sollte ein Therapeut sich rechtfertigen oder defensiv reagieren. Er bestimmt die Regeln und dazu steht er. Der Klient hat ein Recht auf die Information und auf eine kurze Begründung, dann kann erwartet werden, dass er es akzeptiert.

Ein Therapeut sollte auch nicht darauf eingehen,
- wenn ein Klient ihn auf einen Kaffee einladen möchte;
- wenn er zum Geburtstag einer Klientin eingeladen wird;
- wenn er bestimmte Dinge für den Klienten erledigen soll („Rufen Sie doch mal meinen Arzt an und sagen Sie dem …");
- wenn er ein erotisches Beziehungsangebot von der Klientin erhält.

In jedem dieser Fälle geht der Therapeut nach den oben beschriebenen Prinzipien vor.

9. Umgang mit Tests

Die in Kapitel 5 vorgestellten (Interaktions-)Tests sind für Therapeuten und Therapeutinnen heikel: Sie müssen diese Tests „bestehen", wenn sie nicht Gefahr laufen wollen, das Vertrauen einer Klientin oder eines Klienten zu verlieren.

9.1 Auftretenswahrscheinlichkeit von Tests

Insbesondere Menschen mit einer Borderline-Störung realisieren Tests häufig und über einen langen Zeitraum hinweg (bis zu 40 Stunden; vgl. Breil & Sachse, 2016).

Bei den reinen Persönlichkeitsstörungen (vgl. Abschnitt 1.4) ist die „Testhäufigkeit" deutlich geringer: Ca. 20 Prozent der Klienten und Klientinnen nutzen Tests, um sich der Verlässlichkeit Ihres Gegenübers zu versichern. Und wenn Therapeuten angemessen damit umgehen, realisieren sie in aller Regel auch nicht mehr als zwei bis drei Tests während der Behandlungsdauer.

Die höchste „Testwahrscheinlichkeit" ist in der zweiten Stunde gegeben, die zweithöchste in der dritten: In der ersten Stunde testen Klienten sehr selten (das ist auch klar, wenn man bedenkt, dass eine Testtendenz ja erst einmal durch angemessenes Therapeutenhandeln ausgelöst wird). Auch nach der dritten Stunde können vereinzelt Tests auftreten, z. B. wenn eine Therapeutin zu stark konfrontiert.

Tests zu machen bedeutet, wie wir gesehen haben, dass ein Klient sich provozierend verhält: den Therapeuten ohne inhaltliche Gründe kritisiert, ihm „Fangfragen" stellt u. Ä. Schema-Borderline-Klienten (deren Erkrankung im Gegensatz zu Menschen mit neuropsychologischer Borderline-Störung meist auf massive Traumatisierung zurückzuführen ist) verwenden dabei sehr „harte" Tests: Ein Therapeut kann durchaus persönlich beleidigt oder angegriffen werden. So hat mir eine Klientin einmal gesagt: „Sie sind eine reduzierte Persönlichkeit."

Klienten mit reinen Persönlichkeitsstörungen tun das aber in aller Regel nicht: Sie überschreiten so gut wie nie die Grenze zur persönlichen Beleidigung. Histrioniker zum Beispiel kritisieren Therapeuten oft in ihrer Funktion als Therapeut relativ heftig, z. B.:

- „Sie verstehen mich gar nicht!"
- „Sie gehen schlecht mit mir um!"
- „Sie verschlimmern meinen Zustand!" U. a.

Sowohl in meinen eigenen Therapien als auch in Supervisionen habe ich jedoch nie gehört, dass ein Histrioniker einen Therapeuten persönlich beleidigt hätte.

Obwohl Tests relativ selten sind, sind sie hochrelevant: Denn sie sind „Nagelproben" der Psychotherapie! Besteht der Therapeut einen Test nicht, verschlechtert das die Beziehung: In manchen Fällen führt das sogar dazu, dass der Klient die Therapie abbricht. Dann hat der Therapeut keine Möglichkeit mehr, sein Handeln zu revidieren. Die „Testergebnisse" entscheiden daher oft darüber, ob ein Klient die Therapie überhaupt fortsetzt, ob sich die Beziehung signifikant verschlechtert oder ob die ganze Aktion Vertrauen schafft.

9.2 Therapeutische Prinzipien beim Umgang mit Tests

Die spannende Frage lautet natürlich, wie sieht ein guter Umgang mit Tests aus?

Die therapeutischen Prinzipien gestalten sich ähnlich wie beim Umgang mit Manipulationen (vgl. Kapitel 8).

Eine Therapeutin

- sollte als Erstes die Information prüfen und zu der Hypothese gelangen, dass die Aktion des Klienten ein Test ist. Das ist wahrscheinlich, wenn
  - die Therapeutin den Eindruck hat, bisher *lege artis* (nach den Regeln der Kunst) gehandelt zu haben,
  - sie die Inhalte des Tests (z. B. der Kritik) nicht nachvollziehen kann,
  - und / oder sie für nicht gerechtfertigt hält,
  - sie den Eindruck hat, dass es dem Klienten gar nicht um die Inhalte geht, wenn sie z. B. gar nicht weiter auf die Inhalte eingeht.
- Dann trifft die Therapeutin die Entscheidung, dass z. B. eine Kritik ein Test ist und keine echte Kritik. (Bei echter Kritik geht es dem Klienten um Inhalte, er will *diese* disputieren und erwartet, dass die Therapeutin sich damit auseinandersetzt: Und das sollte diese dann auch tun.)
- Kommt eine Therapeutin zu dem Ergebnis, dass es sich um einen Test handelt, dann sollte sie sich selbst klarmachen,
  - dass das wahrscheinlich bedeutet, dass sie therapeutisch *gut* gearbeitet hat,
  - dass der Klient *nicht* die Intention hat, sie zu kritisieren, abzuwerten, zu ärgern o. Ä.,
  - dass sie nicht einmal persönlich gemeint ist, denn *jeder* Therapeut und jede Therapeutin würde in der gleichen Situation getestet werden.

Diese Überlegungen helfen der Therapeutin dabei, sich *nicht* persönlich angegriffen zu fühlen und ärgerlich zu reagieren, sondern entspannt zu bleiben und angemessen aufzutreten.

Ein Therapeut sollte bei einem Test

- *auf keinen Fall ärgerlich reagieren:* Denn das zeigt dem Klienten, dass er mit seiner (Schema-)Einschätzung, dass der Therapeut bei kritischem Klientenhandeln seine Zuwendung verringert, recht hat: Er muss also annehmen, dass seine negativen Schemata zutreffend sind. Und damit ist der Therapeut durchgefallen und die Aktion verstärkt das Misstrauen des Klienten.
- *auf keinen Fall defensiv reagieren:* Wenn er anfängt, unsicher zu werden, betroffen oder eingeschüchtert reagiert, wird ein Klient solche Reaktionen als Bestätigung seiner Annahmen interpretieren: Der Therapeut ist sich offenbar selbst nicht sicher, ob er zugewandt bleiben soll oder kann! Wenn er sich dann verteidigt, macht er solche Aspekte nur noch deutlicher: Defensivität ist ein Zeichen von Verunsicherung, Schwäche, mangelnder Souveränität. Defensivität darf man allerdings nicht mit *Erläuterungen* verwechseln.

Ein Therapeut darf und sollte dem Klienten oft *erläutern,* was er tut und warum. Dabei sind aber folgende Punkte zu beachten:

- Der Therapeut sollte souverän und selbstsicher wirken,
- er macht deutlich, dass er hinter seinen Erläuterungen steht und sie nicht in Zweifel zieht,
- er erläutert das, was er sagen will, kurz, knapp und präzise und sagt dabei nicht mehr als notwendig,
- er *diskutiert nicht* mit dem Klienten: Er erwartet, dass der Klient seine Statements akzeptiert. Tut dieser das nicht, macht der Therapeut das zum Problem des Klienten: „Ich frage mich, was es Ihnen so schwer macht, meine Erläuterungen zu akzeptieren?“
- Der Therapeut bleibt selbstsicher, souverän und professionell: Er ist nicht persönlich gemeint, ist nicht persönlich involviert, lässt sich auch nicht persönlich involvieren, reagiert nicht eingeschüchtert u. a. Er geht souverän mit dem Test um nach der Devise: „Der Versuch ist nicht strafbar, aber zwecklos.“
- Der Therapeut bleibt immer zugewandt, empathisch und akzeptierend: Der Klient *darf* solche Tests machen, der Therapeut weiß, dass sie ein Teil des Klientenproblems sind, und damit haben sie keinerlei negative Beziehungskonsequenzen zur Folge (sie sind nicht „strafbar“)! Der Therapeut hat Verständnis dafür, dass sich der Klient so verhält, er weiß, warum er das tut, und er akzeptiert das als Teil des Klientenproblems. Und diese Empathie kann er auch explizit ausdrücken, indem er z. B. darlegt, warum der Klient das (seiner Einschätzung nach) macht.

9.3 Intentionen und Arten von Tests

Die dysfunktionalen Selbst- und Beziehungsschemata von Klienten können sehr verschiedene Annahmen darüber beinhalten, welche negativen Verhaltensweisen von Interaktionspartnern zu erwarten sind. Und je nachdem, was diese Annahmen umfassen, testet der Klient die Validität genau dieser Annahmen: Wenn die Annahme ist „In Beziehungen wird man abgewertet!“, dann testet der Klient vor allem, ob er vom Therapeuten abgewertet wird. Lautet die Annahme: „In Beziehungen wird man nicht ernst genommen!“, dann testet die Klientin vor allem, ob die Therapeutin sie ernst nimmt, usw.

Auch wenn die jeweiligen Testintentionen unterschiedlich sind, kann man größere Klassen von Tests unterscheiden:

- Die *Zuwendungs-Verlässlichkeits-Tests*: Der Klient testet, ob ein Therapeut auch in kritischen Situationen zugewandt bleibt und ob sein Handeln verlässlich ist.
- Die *Kompetenztests*: Der Klient zweifelt an der Kompetenz des Therapeuten, daran, ob er weiß, was er tut, und er möchte auf alle Fälle einen guten Therapeuten (dies ist etwas, was vor allem bei narzisstischen Klienten häufig auftritt). Daher testet der Klient die Kompetenz des Therapeuten.
- Der *„Weichei-Test“*: Viele Klienten wollen, dass Interaktionspartner, vor allem Therapeuten, ihnen persönlich gewachsen sind, dass sie sich nicht einschüchtern lassen, sich nicht vor dem Klienten oder seinen Inhalten (z. B. Gewaltfantasien u. a.) fürchten. Also testen sie den Therapeuten darauf, ob er souverän mit kritischen Situationen umgehen kann oder ob er eben „ein Weichei“ ist.

Beispiele für *Zuwendungs-Verlässlichkeits-Tests* sind z. B.:

- „Angriffe“ auf die Kompetenz der Therapeutin, Kritik an ihren Fähigkeiten, Kritik an ihrem Verhalten usw. Damit provoziert die Klientin die Therapeutin und sie weiß, wenn ihre Schemata stimmen, wird die Therapeutin ärgerlich und hört auf, zugewandt, empathisch usw. zu sein.
- Angriffe auf die Person der Therapeutin (bei Borderline-Klienten): persönliche Abwertungen oder Beleidigungen (z. B. „Ich ertrage Ihre Stimme nicht!“).

Beispiele für *Kompetenztests* sind:

- Dem Therapeuten Fangfragen zu stellen, z. B. in der ersten Stunde: „Was werden Sie denn in der Therapie mit mir machen?“ Der Therapeut, der hier seine Kompetenz beweisen will, schlägt dem Klienten einen Plan vor. Damit ist er aber voll „in die Falle getappt“, denn der Klient sagt zu Recht: „Sie kennen mich ja noch gar nicht, woher wollen Sie wissen, was therapeutisch sinnvoll ist?“ Test nicht bestanden!

Beispiele für *Weichei-Tests* sind:

- Ein Klient setzt sich hin und sagt: „Wissen Sie, ich habe eine Ausbildung in Coaching. Wir sind also gewissermaßen Kollegen." Der Klient nimmt an, dass eine solche Feststellung unsichere Therapeuten massiv unter Druck setzt, und achtet nun auf alle Anzeichen von Einschüchterung.
- Bei einer „Über-Eck-Position" von Therapeuten- und Klientstuhl (eine dringende therapeutische Empfehlung!) teilen der Therapeut und der Klient den gleichen „Fußraum": Ein Klient kann sich nun mit seinen Beinen so weit ausbreiten, dass der Therapeut kaum noch Platz hat. Was er testen will, ist, ob der Therapeut „sich das gefallen lässt" oder seine Ansprüche deutlich macht.

Die Testintentionen können natürlich auch kombiniert werden: So kann ein Klient z. B. einen Test realisieren, der *gleichzeitig* ein Kompetenz- *und* ein Weichei-Test ist! So schaute sich z. B. (ein narzisstischer) Klient in der ersten Stunde im Therapieraum um und sagte: „Ich sehe hier gar keine Diplome. Haben Sie eigentlich studiert?"

Neben den oben beschriebenen Vorgehensweisen, die ein Therapeut beim Umgang mit Tests realisieren sollte, lassen sich für die drei Testarten noch spezifische Strategien empfehlen (zu konkreten Beispielen siehe Sachse, 2019).

10. | Aufbau von Änderungsmotivation

Ausreichend große Änderungsmotivation ist für PD-Klienten essentiell und die Förderung bleibt durchweg eine wesentliche therapeutische Aufgabe.

10.1 Ich-Syntonie und Änderungswille

Wie wir gesehen haben, erzeugen Personen mit Persönlichkeitsstörungen viele und hohe Kosten, und zwar aufgrund von Aspekten ihrer Persönlichkeitsstörung:

- Sie erzeugen *interaktionelle Kosten,* z. B. durch Konflikte, Verärgerungen von Interaktionspartnern und vor allem durch ihre Regeln-setzen-Struktur und ihre Manipulation.
- Sie erzeugen hohe *Gesundheitskosten,* insbesondere durch ihre rigiden Normen.
- Sie erzeugen bei sich selbst ein hohes Ausmaß an *Unzufriedenheit,* da ihre Schemata verhindern, dass ihre Erfolge das Beziehungsmotiv befriedigen usw.

Klienten und Klientinnen mit PD erleben die problematischen Komponenten, die eine Persönlichkeitsstörung zentral ausmachen, *nicht* als fremd, störend, beeinträchtigend und sehen sie somit auch nicht als Aspekte, die sie ändern sollten.

Da die Klienten alle Aspekte von Manipulation, Regeln usw. in ihrer Biografie erworben haben, gehören sie zu ihrer Person, sind sie zu einem Teil ihrer Identität geworden: Dadurch wird die Störung ich-synton (vgl. Abschnitt 1.2).

Aufgrund dieser Ich-Syntonie ist in der Regel auch keine Änderungsmotivation im Hinblick auf die zentralen Problemdeterminanten vorhanden.

Das ist ein zentrales Problem in der Therapie: Therapeutische Maßnahmen müssen vom Klienten umgesetzt werden, er muss Fragen beantworten, Interventionen folgen, sich unangenehmen Inhalten stellen usw. Damit geht er das Risiko ein zu scheitern. Therapie ist für den Klienten über weite Strecken unangenehm, hoch anstrengend und erfordert eine aktive, engagierte Mitarbeit.

Das alles realisieren Klienten aber nur, wenn sie hoch motiviert sind: Sie müssen die Veränderung *wollen,* sie müssen *entschieden* sein, gegen ihre Strukturen anzugehen, sie zu klären und zu bearbeiten.

10.2 Psychologie der Änderungsmotivation

Was Klientinnen und Klienten mit PD brauchen, damit in einer Therapie sinnvoll und effektiv mit ihnen gearbeitet werden kann, ist also *Änderungsmotivation* (vgl. Püschel & Sachse, 2009; Sachse & Langens, 2015; Sachse, Langens & Sachse, 2012, 2018).

Änderungsmotivation setzt voraus, dass

- der Klient erkennt, dass sein System Kosten *erzeugt,* und
- er sich entscheidet, die Kosten reduzieren zu wollen.

Bis hierhin weist der Klient eine „Kosten-Reduktionsmotivation" auf, also lediglich die Motivation, Kosten „einzusparen". Das erzeugt eine sogenannte Therapiemotivation, also die Bereitschaft, eine Therapie zu beginnen.

Diese Aspekte sind zwar wesentliche Bestandteile einer Änderungsmotivation, machen allein aber noch keine aus. Eine Kosten-Reduktionsmotivation bedeutet ja nur, Kosten reduzieren bzw. ganz einsparen zu wollen, unter Umständen auch dadurch, dass der Therapeut dem Klienten die Kosten „nimmt". Etwa, indem dafür gesorgt wird, dass sich Interaktionspartner ändern und den Klienten z. B. gewähren lassen u. Ä. Es kann durchaus sein, dass ein Klient mit Kosten-Reduktionsmotivation erwartet, dass der Therapeut „die Kosten wegmacht" oder ihm hilft, Interaktionspartner besser zu manipulieren. Klienten spielen dabei ein Spiel, das mein Ausbilder immer bezeichnet hat als „Wasch mir den Pelz, aber mach mich nicht nass".

Änderungsmotivation geht aber darüber hinaus: Sie bedeutet, dass den Klienten seine eigenen Aspekte *stören,* dass er erkennt, dass er die Kosten *selbst* erzeugt, dass er selbst daran arbeiten will, etwas zu ändern. Der Klient gibt dem Therapeuten einen sogenannten Arbeitsauftrag, ein Problem mit ihm aktiv zu bearbeiten bzw. ein Ziel aktiv zu verfolgen.

Änderungsmotivation (oder die Erteilung eines Arbeitsauftrags) setzt voraus, dass ...

- der Klient erkennt, dass er die Kosten *selbst erzeugt,* dass sie auf *sein* Handeln, *seine* Regeln usw. zurückgehen.
- er für die Kosten und Probleme, die er verursacht, *eine persönliche Verantwortung* übernimmt.
- er versteht, dass er seine psychischen Strukturen und sein Handeln ändern muss, um die Kosten wirksam und nachhaltig zu verändern.
- ihm bewusst ist, dass *er* mithilfe des Therapeuten etwas aktiv tun muss, um solche Veränderungen zu bewirken.
- er akzeptiert, dass dieses aktive Tun anstrengend und z. T. unangenehm sein wird.
- *Und:* Er muss sich dazu entschließen, diese Aktionen dennoch (trotz der Anstrengung) in Angriff zu nehmen.

In aller Regel erfüllen Klienten mit Persönlichkeitsstörung die Kriterien einer Kosten-Reduktionsmotivation oder Therapiemotivation. (Das ist trivial, denn sonst wären sie nicht Klienten; außer, sie werden zur Therapie gezwungen!) Sie weisen jedoch mit an Sicherheit grenzender Wahrscheinlichkeit *nicht* die Kriterien einer Änderungsmotivation auf! Anders als bei Klienten mit sogenannten Achse-I-Störungen (wie Ängsten und Depressionen) kommen die PD-Klienten eben nicht mit einer Änderungsmotivation in die Therapie. Und das bedeutet, dass es die Aufgabe des Therapeuten ist, eine Änderungsmotivation des Klienten in der Therapie zu entwickeln und aufzubauen. Das ist die zentrale Aufgabe der zweiten Therapiephase (vgl. Abschnitt 6.1).

Mit den therapeutischen Strategien, die eine Änderungsmotivation aufbauen können, möchte ich mich nun näher befassen.

10.3 Strategien zum Aufbau von Änderungsmotivation

Um die oben aufgeführten Einsichten beim Klienten zu fördern und eine Änderungsabsicht zu entwickeln, also die Entscheidung, eine Veränderung aktiv herbeiführen zu wollen, muss ein Therapeut sogenannte konfrontative Interventionen realisieren.

Konfrontationen

Konfrontative Strategien sind grundlegende therapeutische Maßnahmen, die zur Vermittlung von Änderungsmotivation unbedingt erforderlich sind, um die Effekte der Ich-Syntonie zu überwinden.

Damit die Klienten sich einer konstruktiven therapeutischen Arbeit stellen, müssen sie verstehen:

- *Mein* Handeln, das auf *meine* psychischen Komponenten zurückgeht, verursacht Kosten.
- Ich muss mich deshalb diesen Aspekten stellen.
- Ich muss sie klären *und*
- ich muss sie verändern.

Diese Einsichten sind zweifellos unangenehm: Sie können selbstwertbelastend, bedrohlich oder peinlich sein. Das bedeutet, dass die Klienten sehr wahrscheinlich versuchen werden, *sie zu vermeiden*. Solche Vermeidungstendenzen gibt es prinzipiell bei jedem unangenehmen Thema und bei jedem Klienten.

Allerdings unterscheiden sich Klienten sehr stark im Ausmaß dieser Vermeidungstendenzen: Klienten mit PD weisen eher starke Vermeidungstendenzen auf: In vielen Fällen sehen sie diese Aspekte nicht nur deswegen nicht, „weil sie ihnen nicht aufgefallen sind“, sondern *weil sie sie nicht sehen wollen!* Sie haben eine (mehr oder weniger starke) Intention, diese Erkenntnisse zu vermeiden! Es obliegt also dem Therapeuten bzw. der Therapeutin, die Klienten darauf aufmerksam zu machen.

Alle Interventionen, die zum Zweck haben, den Klienten bestimmte Aspekte, Zusammenhänge u. a. bewusst zu machen, und die dabei gegen die Intentionen des Klienten laufen, werden als konfrontative Interventionen bezeichnet. Und da ein Therapeut mit einer konfrontativen Intervention etwas tut, was dem Klienten missfällt, bucht eine konfrontative Intervention dem Therapeuten Beziehungskredit ab. Und das in umso höherem Maße, je stärker die Intervention gegen eine Intention des Klienten „verstößt“.

Da ein ausreichender Beziehungskredit jedoch für eine konstruktive, vertrauensvolle, therapeutische Arbeit erforderlich ist, gilt:

- Ein Therapeut sollte immer erst dann konfrontieren, wenn er über ausreichend Beziehungskredit verfügt.
- Die Konfrontation darf nie dazu führen, dass der Therapeut in einen kritischen Bereich kommt, in dem der Klient die Beziehung infrage stellt.
- Konfrontationen in Phase 1, in der ein Therapeut sehr wenig Beziehungskredit aufweist, sind kontraindiziert.
- Ein Therapeut sollte immer versuchen zu antizipieren, wie „hart“ seine Konfrontation für den Klienten sein kann, also wie viel Beziehungskredit sie ihn kosten wird. Und er sollte immer nur solche Konfrontationen realisieren, die „er sich leisten kann“, d.h. die den Beziehungskredit nicht in einen kritischen Bereich bringen.
- Ein Therapeut sollte nach jeder Konfrontation zunächst daran arbeiten, das Beziehungskonto wieder zu füllen, d. h. durch Komplementarität dafür sorgen, erneut Beziehungskredit zu schaffen. Daher kann ein Therapeut in der Regel nicht mehrere Konfrontationen hintereinander realisieren.
- Ein Therapeut sollte aber, wenn er genügend Beziehungskredit hat, auch harte, deutliche Konfrontationen realisieren.

Der Klient muss langsam erkennen, dass ein Therapeut konfrontiert, damit der Klient relevante Inhalte thematisiert: Der Therapeut tut das nicht, um den Klienten zu ärgern oder abzuwerten, sondern nur, um ihm bei der Problemlösung zu helfen. Um das zu vermitteln, sollte der Therapeut

- mit „weichen“ Konfrontationen beginnen, um den Klienten langsam an solche Interventionen „heranzuführen“;

- Transparenz schaffen, also kommunizieren, was er mit der Intervention bezweckt und was nicht;
- die Konfrontation immer in Empathie oder Komplementarität einbetten, z. B.: „Ich verstehe gut, dass Sie das von Ihrem Interaktionspartner erwarten. Aber Sie sehen, dass er darauf sauer reagiert. Und Sie könnten sich durchaus fragen, ob Sie das ausgelöst haben."

Motivierung

Erkennt ein Klient (ggf. durch Konfrontationen), dass er selbst Ursache des Problems ist, und übernimmt er die Verantwortung für Veränderungen, ist eine notwendige Bedingung für die Bildung von Änderungsmotivation erfüllt. In aller Regel sollte ein Therapeut auf der Grundlage solcher Erkenntnisse aber noch mehr tun, um beim Klienten Änderungsmotivation zu schaffen.

Änderungsmotivation ist kein „Alles-oder-nichts-Phänomen": Man ist nicht änderungsmotiviert oder nicht. Eine Person ist immer *in einem gewissen Ausmaß* änderungsmotiviert.

Der Therapeut muss auch berücksichtigen, dass seine Interventionen und Strategien *Anforderungen an den Klienten stellen.* Dieser muss aktiv etwas tun, sich anstrengen, sich mehr oder weniger bedrohlichen Inhalten stellen usw. Alle diese Aspekte erzeugen eine Tendenz, sich auf Veränderungsaktivitäten *nicht* einzulassen. Wir nennen diese Tendenz *Beharrungstendenz.*

Ein Klient ist bereit, therapeutisch mitzuarbeiten und sich aktiv zu engagieren, wenn die Änderungsmotivation größer ist als die Beharrungstendenz, die sich aus den Anforderungen ergibt.

Eine solche Beharrungstendenz tritt ebenfalls bei jedem Veränderungsprozess bei jedem Klienten auf. Wie wir noch sehen werden, hängt sie jedoch von mehreren psychologischen Faktoren ab und kann daher unterschiedlich stark sein.

Bei jedem Veränderungsprozess treten bei den Klientinnen und Klienten also *zwei* Tendenzen auf:

- die Änderungstendenz und
- die Beharrungstendenz.

Eine Veränderung wird nur dann aktiv vorgenommen, wenn die Änderungstendenz größer ist als die Beharrungstendenz.

Die Anforderung an den Klienten erzeugt eine Tendenz, sich dieser *nicht* zu stellen, und die aus der Änderungsmotivation resultierende Tendenz muss diese übertreffen. Daraus folgt, dass ein bestimmtes Ausmaß an Änderungsmotivation für die therapeutische Strategie X ausreichen kann, für Strategie Y aber nicht.

Arbeitet ein Therapeut z. B. an einer stabilen Beziehungsgestaltung, dann stellt das keine hohen Anforderungen an den Klienten: Dieser muss bereit sein, zu kommunizieren und zuzuhören. Dafür reicht die Änderungsmotivation meist auch zu Therapiebeginn aus, wahrscheinlich würde schon eine Therapiemotivation ausreichen (glücklicherweise, sonst hätten Therapeuten arge Probleme!).

Strategien wie Konfrontation, Klärung oder Bearbeitung von Schemata oder vor allem eine Umsetzung des Gelernten in die Realität (Transfer) erfordern ein deutlich höheres Ausmaß an Änderungsmotivation.

Daher kann es im Therapieprozess durchaus passieren, dass ein Klient bei Strategie X kooperativ ist; wechselt der Therapeut aber auf Strategie Y, ist der Klient plötzlich nicht mehr kooperativ, da dazu die Änderungsmotivation nicht mehr ausreicht. Daher gilt:

- Bei Klienten mit Persönlichkeitsstörungen muss ein Therapeut (in Phase 2) auf alle Fälle durch Konfrontationen und spezifische Strategien Änderungsmotivation *aufbauen.*
- Er muss während des gesamten Therapieprozesses an einer Stabilisierung und Erhöhung der Motivation arbeiten.
- An bestimmten Stellen der Therapie, beim Übergang zu Strategien mit hohen Anforderungen, sind spezifische motivierende Strategien oft unerlässlich (vor allem vor einer Transferphase).

So kann ein Therapeut z. B.

- Motivation unterstellen und den Klienten damit auf Möglichkeiten aufmerksam machen,
- Kosten aufzeigen („salient machen"),
- dem Klienten deutlich machen, welche unangenehmen Folgen die Kosten haben;
- dem Klienten deutlich machen, dass er die Kosten selbst erzeugt;
- positive Ziele (im Laufe des Prozesses [!]) herausarbeiten u. a. (vgl. Sachse, Langens & Sachse, 2018).

Motivationsmatrix

Man kann vier Faktoren definieren, die die Änderungsmotivation bestimmen:

- Gewinne, die sich durch eine Veränderung ergeben,
- Kosten, die sich durch eine Veränderung ergeben.
- Gewinne, die sich durch das Beharren ergeben,
- Kosten, die sich durch das Beharren ergeben.

- $Ä_G$ = **Änderungsgewinne** sind die positiven Effekte, die ein Klient durch Änderung seines Verhaltens erzielt (also keine bloße „Kostenreduktion", sondern echte Zugewinne). Beispiele: Erhöhung von Lebensqualität, Verbesserung von Beziehungen, bessere Gesundheit, ein höheres Maß an Zufriedenheit usw. Änderungsgewinne sind damit ein Aspekt der Änderungstendenz.
- B_K = **Beharrungskosten** sind die Kosten, die der Klient durch seine Strukturen und seine Handlungen selbst erzeugt. Motivierend wirkt hier eine mögliche *Reduktion dieser Kosten:* Die Kosten nehmen ab oder verschwinden ganz! Beharrungskosten (bzw. deren Reduktion) sind damit ebenfalls ein Aspekt der Änderungstendenz.
- $Ä_K$ = **Änderungskosten** sind die Kosten, die mit einer Änderungsaktion verbunden sind und die ein Klient antizipiert, z. B.:
  - Es ist unangenehm, sich belastenden Inhalten zu stellen.
  - Therapeutische Arbeit ist anstrengend.
  - Versucht man sich zu verändern, kann man an dem Versuch scheitern.

  Daher sind Änderungskosten ein Aspekt der Beharrungstendenz.
- B_G = **Beharrungsgewinne** sind die Gewinne, die ein Klient durch sein System „einfährt", z. B.
  - kann er sich durch Manipulation vor Arbeit, Verantwortung usw. drücken,
  - kann er sich durch Manipulation viele Vorteile verschaffen,
  - kann er durch Regeln hohe soziale Kontrolle ausüben usw.

  Beharrungsgewinne sind damit ein Faktor der Beharrungstendenz. *Und es ist ein sehr mächtiger Faktor!* Denn die Klienten können durch Manipulationen unter Umständen sehr viel gewinnen und sind daher kaum bereit, darauf zu verzichten. Daher werden Beharrungsgewinne zu einem besonders wichtigen Ansatzpunkt für den Abbau von Beharrungstendenz.

Daraus ergibt sich ein Vier-Felder-Schema (Abb. 10.1) …

	Änderung	Beharrung
Gewinne	$Ä_G$	B_G
Kosten	$Ä_K$	B_K

Abbildung 10.1: Das Vier-Felder-Schema der Änderungsmotivation

... und folgende Formel:

$$\text{Änderungsmotivation} = \underbrace{(\text{Ä}_G + B_K)}_{\substack{\text{Änderungs-}\\\text{tendenz}}} - \underbrace{(\text{Ä}_K + B_G)}_{\substack{\text{Beharrungs-}\\\text{tendenz}}}$$

Nach der Motivationstheorie von Atkinson (1958) wird eine Handlungstendenz / Motivation aber nicht nur durch Anreizfaktoren, sondern auch durch *Erwartungsfaktoren* bestimmt, die mit den Anreizfaktoren multiplikativ verknüpft sind. Im vorliegenden Fall spielen zwei Erwartungsfaktoren eine Rolle:

- Bei der Änderungstendenz ist es die *Selbsteffizienzerwartung (SEE),* also die Erwartung, effektiv handeln zu können, bzw. die, dass solches Handeln auch positive Effekte in der Realität erzeugt.
- Bei der Beharrungstendenz ist es die *Misserfolgserwartung (ME),* also die Erwartung, an einer Aufgabe zu scheitern.

SEE und ME korrelieren hoch (negativ), sind aber nicht identisch (mit umgekehrtem Vorzeichen): So kann eine Person (z.B. ein narzisstischer Klient) sowohl eine hohe Selbsteffizienzerwartung als auch eine hohe Misserfolgserwartung aufweisen, und zwar aufgrund des doppelten Selbstschemas (ein positives Schema [SK+ = positives Selbstkonzept: Gemeint sind die *Inhalte* des Schemas] und ein negatives Schema [SK-]) aus unterschiedlichen Gründen. Daher macht es Sinn, die beiden Konzepte zu diskriminieren.

Daraus leitet sich die vollständige Formal für die Änderungsmotivation (ÄM) ab:

$$\text{ÄM} = \text{SEE x } (\text{Ä}_G + B_K) - \text{ME x } (\text{Ä}_K + B_G)$$

Für den Aufbau einer Änderungsmotivation gibt es also sechs unterschiedliche therapeutische Ansatzpunkte:

1. SEE: Die Selbsteffizienzerwartung des Klienten steigern.
2. ME: Die Misserfolgserwartung des Klienten systematisch bearbeiten und reduzieren.
3. Ä_G: (Im Verlauf der Therapie) mit dem Klienten herausarbeiten, welche positiven Gewinne der Klient durch die Therapie haben / erreichen kann.
4. Ä_K: Dem Klienten deutlich machen, dass man ihm die Änderungen zutraut, und ihn aktiv unterstützen.
5. B_K: Dem Klienten die Kosten seines Systems / seines Handelns salient machen.
6. B_G: Den Klienten mit den Gewinnen aus dem manipulativen Handeln konfrontieren und mit ihm Alternativen erarbeiten.

Weiterführende Literatur

SACHSE, R. (2015b). Änderungs- und Stabilisierungsmotivation in der Therapie und ihre therapeutische Beeinflussung. In: R. Sachse, S. Schirm & S. Kiszkenow-Bäker (Hrsg.), *Klärungsorientierte Psychotherapie in der Praxis,* 111–122. Lengerich: Pabst.

SACHSE, R., LANGENS, T. A. & SACHSE, M. (2018). *Klienten motivieren.* 2. Auflage. Köln: Psychiatrie-Verlag.

Teil III

Praxis der Therapie von Persönlichkeitsstörungen

In diesem Buchteil werden therapeutische Strategien für die einzelnen Inhaltsbereiche konkret ausformuliert.

11. Praxis der therapeutischen Beziehungsgestaltung

Die Gestaltung einer therapeutischen Beziehung, insbesondere einer komplementären, kann eine große Herausforderung sein. Die Therapeutin muss ihren Klienten gut kennen, ein adäquates Klientenmodell entwickelt haben und sich gezielt auf den Klienten einstellen. Derartige Vorgehensweisen sollen nun im Detail behandelt werden.

11.1 Therapeutische Grundhaltung

Wie wir gesehen haben, gelten Klienten und Klientinnen mit PD aus verschiedenen psychologischen Gründen als „schwierig“: Sie benötigen ein spezifisches therapeutisches Vorgehen, komplexe Beziehungsstrategien und einen authentischen Ansprechpartner. Therapeutinnen und Therapeuten sollten „persönlich hinter dem stehen, was sie tun“.

Um das zu gewährleisten, ist es hilfreich, sich eine bestimmte *therapeutische Grundhaltung* zu eigen zu machen: eine Haltung, in die man einzelne Handlungen „einbettet“.

Therapeuten müssen über hohe Expertise und damit über passgenaue Strategien für ihre Klienten verfügen. Eine bestimmte Art von Grundüberzeugung als „Hintergrundvariable“ schafft einen Bezugsrahmen, innerhalb dessen sich das therapeutische Handeln abspielt.

Bei der Beantwortung der Frage, was diese Grundüberzeugung genau umfassen soll, gilt es zu berücksichtigen, dass Therapeuten im Behandlungsprozess mindestens zwei zentrale Aufgaben bewältigen müssen: Sie müssen *Vertrauen schaffen* und dem Klienten eine Beziehung bieten, in der er sich angenommen, respektiert und persönlich sicher fühlt, sodass er sich öffnen und sich seinen selbstwertbelastenden Inhalten stellen kann.

Des Weiteren müssen Therapeuten aber (aufgrund ihrer therapeutischen Expertise) den Klientenprozess *aktiv steuern*, den Klienten veranlassen, neue Perspektiven einzunehmen, sich Inhalten zu stellen, Vermeidungsverhalten zu reduzieren bzw. ganz einzustellen, Annahmen infrage zu stellen usw.

Bei der Beziehungsgestaltung geht ein Therapeut gewissermaßen „mit dem Klienten“: Er bietet dem Klienten etwas an, was dieser benötigt. Bei der Steuerung des Prozesses verhält sich der Therapeut jedoch häufig *konträr* zu dem, was ein Klient gerade möchte: Er macht den Klienten auf Inhalte aufmerksam, die er vermeiden möchte, stellt Annahmen des Klienten infrage usw. Macht ein Therapeut einen Klienten auf problemrelevante Aspekte (wie z. B. Regeln, Manipulationen u. a.) aufmerksam, die dieser nicht sieht oder nicht sehen möchte, dann realisiert er eine Intervention, die *gegen* die Intention des Klienten läuft: Der Klient will sich eben nicht mit den Inhalten befassen, der Therapeut hält aber genau das für wichtig. Daher nimmt der Klient dem Therapeuten solche Interventionen übel, d. h. sie „buchen Beziehungskredit ab“.

Solche Arten von Interventionen werden als konfrontative Interventionen bezeichnet.

Damit sind die beiden „Funktionen“ des Therapeuten durchaus gegensätzlich und das führt oft zu einem Dilemma: Der Therapeut muss entscheiden, was im Augenblick wichtiger ist und welche Aspekte zurückgestellt werden können. Konfrontiert er den Klienten, dann „bucht er Beziehungskredit ab“, er bewirkt also genau das Gegenteil von dem, was er durch eine Beziehungsgestaltung erzielen möchte. Das ist in der Therapie jedoch unvermeidbar, denn der Therapeut muss notwendigerweise beim Klienten Prozesse anregen, die der Klient alleine nicht vollzieht. Tut er das nicht, ist er in seiner Funktion als Therapeut überflüssig und die Therapie ist es auch.

Beide Aspekte müssen also bei der Bestimmung einer therapeutischen Grundhaltung berücksichtigt werden. Daraus ergeben sich für Therapeuten und Therapeutinnen meines Erachtens folgende Grundannahmen:

- Ein Klient, insbesondere ein PD-Klient, sollte von der ersten Minute an *sehr respektvoll und akzeptierend behandelt werden.* Er sollte sich, um Vertrauen zu entwickeln, hochgradig wertgeschätzt und akzeptiert fühlen, denn ansonsten werden seine Schemata schnell aktiviert und sein Misstrauen wird aktiviert. Das impliziert für einen Therapeuten die Grundhaltung, einen Klienten nicht als „pathologisch“ wahrzunehmen oder zu behandeln, sondern als geschätzte Person. Der Klient ist jemand, der als Person akzeptiert wird, der allerdings Probleme hat, die er offenbar alleine nicht lösen kann und bei deren Bewältigung er Hilfe benötigt. Prinzipiell ist das vergleichbar mit einem Kunden, der sich von einem Architekten beraten lässt, die Statik berechnet haben möchte usw. Auch dem würde man keine „Bau-Pathologie“ unterstellen!

  Das ist einer der Gründe, warum ich Menschen, die Therapeuten aufsuchen, als Klienten und nicht als „Patienten“ bezeichne: Es sind Personen, die psychische Probleme aufweisen, die ihnen zu schaffen machen und die sie ohne die Expertise eines Therapeuten nicht alleine lösen können. Damit sind sie aber nicht pathologisch oder von ihrer Persönlichkeit her „gesamtgestört“ oder „maligne“: Solche

Zuschreibungen werten ab und sie erschweren dem Therapeuten das Einnehmen der beschriebenen Grundhaltung. Meines Erachtens stehen einem Therapeuten solche Urteile auch nicht zu: Er mag privat über Personen denken, was er will. Aus professioneller Sicht hat er jedoch kein Recht, so abwertend zu urteilen. Wer bitte sollte ihm eine solche definitorische Macht verleihen?

- Wenn ein Klient einen Arbeitsauftrag *entwickelt* (!), geht der Therapeut zugleich davon aus, dass der Klient *aktiv* Hilfe und Unterstützung benötigt, also auf die Expertise des Therapeuten angewiesen ist. Denn offensichtlich ist der Klient deshalb Klient, weil er seine Probleme nicht alleine lösen kann (was aber genauso wenig ehrenrührig ist, wie einen Architekten zu benötigen!). Also sollte ein Therapeut bereit sein, seine Rolle als Experte einzunehmen – auch mit allen Implikationen, die damit verbunden sind. So sollte er z. B. bereit und fähig sein, einen Klienten zu konfrontieren usw.
- Dabei sollte der Therapeut sich darüber im Klaren sein, dass er durch seine therapeutischen Interventionen und Strategien immer nur *Prozesse im Klienten* in Gang setzen und konstruktiv steuern kann. Umsetzen muss der Klient diese Prozesse selbst: Ein Therapeut kann „Angebote“ machen, umsetzen muss sie der Klient!

  Ein Therapeut kann einen Veränderungsprozess beim Klienten anregen, er kann ihn aber nicht *für den Klienten* machen. Damit hat ein Therapeut immer nur die Rolle eines „Prozesskatalysators“: Er kann die Prozesse des Klienten nie determinieren oder kontrollieren (glücklicherweise, sonst wären wir nahe an einer „Gedankenpolizei“!). Er kann nur Anregungen und Hinweise geben, Möglichkeiten aufzeigen, den Klienten bitten, Aspekte zu hinterfragen usw.
- Eine sehr wesentliche Implikation dieser Erkenntnis ist, dass der Klient letztlich immer selbst darüber entscheidet, ob er eine Intervention des Therapeuten annehmen und umsetzen will. Der *Klient* ist letztlich derjenige, der entscheidet, ob er einen Veränderungsprozess vornimmt oder nicht, und er hat natürlich die Freiheit, es *nicht* zu tun, sich nicht zu ändern, nicht therapeutisch mitzuarbeiten usw.

  Nimmt ein Klient therapeutische Maßnahmen nicht an, kann der Therapeut z. B.
  - mit dem Klienten analysieren, was für den Klienten dagegenspricht;
  - versuchen, diese Hindernisse auszuräumen;
  - versuchen, den Klienten zu motivieren.

  All das ist Teil seiner therapeutischen Aufgabe. Entscheidet sich ein Klient jedoch dafür, nicht zu kooperieren, kann der Therapeut dies nur akzeptieren. Er kann es bedauern und sein Bedauern dem Klienten deutlich machen, aber ansonsten bleibt ihm nur das Akzeptieren. Allerdings kann er dem Klienten in einem solchen Fall auch unmissverständlich klarmachen, dass er nichts Therapeutisches für den Klienten mehr tun kann. Der Klient hat dem Therapeuten „den Auftrag entzogen“ und die Therapie ist damit beendet. Natürlich darf ein Therapeut also den Klienten damit konfrontieren, dass er keine Änderungsbereitschaft erkennen kann. Das sollte aber immer akzeptierend, respektvoll und nie als Vorwurf geschehen. Wenn der Klient das so will, ist das in Ordnung. Allerdings sollte das im Prozess auch *klar* sein!

- Damit kann ein Therapeut auf die Wünsche des Klienten eingehen: Bei der Beziehungsgestaltung tut er dies in hohem Maße. Was Interventionen, Strategien oder Therapieziele betrifft, muss er allerdings entscheiden, ob er die Wünsche des Klienten als sinnvoll und zielführend betrachtet oder nicht. Und natürlich darf sich ein Therapeut aufgrund seiner Expertise dafür entscheiden, einem Klientenwunsch *nicht* zu folgen: Kein Arzt kann sich vom Patienten vorschreiben lassen, was er medizinisch zu tun hat! Und das gilt auch für Therapeuten. Wenn ein Therapeut bestimmte, vom Klienten gegebene Vorgehensweisen nicht für sinnvoll hält, sollte er sie nicht umsetzen. Dann darf der Klient natürlich entscheiden, ob er dem Therapeuten trotzdem folgen will oder nicht.

Aufgrund seiner Expertise ist es der Therapeut, der die Regeln der Therapie bestimmt, nicht der Klient.

Der Therapeut vermittelt:
- „Wenn Sie (= der Klient) etwas ändern möchten, bin ich da und helfe Ihnen.“
- „Wenn Sie nichts ändern möchten, akzeptiere ich das, habe dann aber keinen Auftrag mehr.“

Damit macht der Therapeut deutlich: „Ich, der Therapeut, bin für Sie, den Klienten, da. Ich helfe Ihnen mit meiner Expertise bei der Lösung Ihrer Probleme. Ich helfe aktiv, steuere, mache Angebote usw., akzeptiere aber, wenn Sie mir nicht folgen wollen. Ich stelle mich auf Sie so weit ein, wie es meine Expertise zulässt. Ich habe aber unter Umständen ‚nichts mehr zu bieten‘, wenn Sie meinen Angeboten nicht folgen wollen.“

11.2 Komplementarität in der Therapie umsetzen

Anerkennungsmotiv

Wie in der Matrix (Tabelle 6.1) deutlich wird, sollte eine Therapeutin bei einer Komplementarität zum Anerkennungsmotiv

- die Klientin so intensiv loben oder positiv konnotieren, wie es ihr authentisch möglich ist;
- nicht „understaten", also der Klienten in genau der Intensität Anerkennung geben, wie diese es braucht;
- Anerkennung in der ersten Phase durchweg geben (Anerkennung ist „Futter", keine Information);
- die Anerkennung immer als subjektive Einschätzung kennzeichnen, nie „Realitätsaussagen" machen.

Um das zu illustrieren, möchte ich ein paar Beispiele aus meiner eigenen Arbeit sowie aus meiner Supervisorentätigkeit geben:

Ein Klient kam wegen einer, wie er es nannte, „intellektuellen Krise" zu mir: Er war Professor in einem naturwissenschaftlichen Fach und litt darunter, dass er als junger Berufener noch wenig Mittel zur Verfügung und in der Fakultät noch eine relativ geringe Reputation hatte.

Trotz seiner überragenden Leistungen aktivierten alle „Fehlschläge" sein negatives Selbstschema (SK-) stark und regten ihn an, kompensatorisch über „den Ursprung des Universums" nachzudenken, um einen ganz großen Erkenntnis-Coup zu landen. Das setzte ihn aber massiv unter Druck, raubte ihm den Schlaf und machte ihn noch unzufriedener.

Mir gegenüber stellte er sich als „Prof. Dr. X" vor und legte großen Wert darauf, als Professor angesprochen zu werden. Das machte mir klar, dass es zu einer Beziehungsgestaltung notwendig sein würde, *extreme* Anerkennungssignale zu geben. Also sprach ich ihn immer mit „Herr Prof. X" an. Da ich kein Naturwissenschaftler war, war es schwierig, inhaltlich etwas zu seiner Arbeit zu sagen: Also musste ich mich immer auf seine Aussagen berufen. Daher realisierte ich Statements wie:

- „Wenn ich Sie richtig verstehe, dann fühlen Sie sich allen Kollegen in der Fakultät überlegen, und offenbar haben Sie auch sehr gute Gründe dafür."
- „Sie fühlen sich von Ihren Kollegen abgewertet und nicht ernst genommen und das, obwohl Sie denken, dass Sie deutlich besser sind als sie."
- „Aufgrund Ihrer bisherigen Leistungen sind Sie sich sicher, dass Sie viele Dinge viel besser und tiefer verstehen als alle anderen, und so, wie ich Sie verstehe, kann man das wohl nicht bezweifeln."

- „Sie haben den deutlichen Wunsch, von anderen respektiert zu werden, und möchten, dass alle Ihre außergewöhnlichen Leistungen erkennen."

Es war erforderlich, dieses Vorgehen eine ganze Zeit lang (ca. sechs Stunden) sehr konsequent zu realisieren. Ich verband das aber mit vorsichtigen Konfrontationen, z. B.:

- „Im Grunde sind Sie doch von Ihren Fähigkeiten völlig überzeugt. Es erstaunt mich, dass Sie sich dann von einem Kommentar dieser Art überhaupt verunsichern lassen."
- „Sie durchblicken offenbar sehr viele Zusammenhänge sehr tief. Sie könnten eigentlich mit sich und Ihren Fähigkeiten hochzufrieden sein. Was macht es so schwer, mal zu entspannen und Ihre Erfolge zu genießen?"

Dann nahm seine Tendenz, mich von seinen außergewöhnlichen Leistungen überzeugen zu wollen, nach und nach ab und er begann, langsam (!) über seine Selbstzweifel, dann später über die Abwertungen seines Vaters u. Ä. zu sprechen.

***

Ein Architekt kam zu mir in die Therapie. Wie sich zeigte, wies er eine hochgradige spezifische Selbstunsicherheit auf, indem er elementar an seiner Attraktivität als Mann zweifelte. Obwohl er im beruflichen Bereich hohe soziale Kompetenzen aufwies, war er massiv schüchtern, sobald es darum ging, eine potentielle Partnerin anzusprechen. Das zuzugeben war ihm, dem erfolgreichen Unternehmer, sehr peinlich. Dazu kam noch ein auf Leistung bezogenes SK-. Diese Aspekte hatten offenbar eine massive Kompensation zur Folge: Er musste sich mir gegenüber ca. zwei Stunden lang als großartig und völlig problemlos darstellen: Probleme hatte er nur mit anderen und „deren Dummheit".

Diesem Klienten gegenüber realisierte ich die massivste Komplementarität meiner therapeutischen Laufbahn. Ich hielt diese „Fütterung" für erforderlich und, da ich den Klienten tatsächlich für sehr erfolgreich hielt, hatte damit auch keinerlei Probleme. So berichtete der Klient z. B. stolz davon, dass er ein bestimmtes Gebäude in der Bochumer Innenstadt entworfen habe. Ich antwortete ihm: „Ja, ich kenne dieses Gebäude. Ich bin schon mehrmals daran vorbeigegangen und habe mich jedes Mal gefragt, welcher geniale Architekt das wohl entworfen hat." An seinem Gesichtsausdruck konnte ich ablesen, dass er mir gerade 1.000.000 Kreditpunkte auf mein Beziehungskonto aufbuchte ...

Wichtigkeitsmotiv

Im Gegensatz zum Anerkennungsmotiv umfasst das Wichtigkeitsmotiv, dass man *im Leben einer anderen Person* von Bedeutung sein will. Klienten möchten auch im Leben (!) des Therapeuten eine zentrale Rolle spielen. In einer Therapie kann ein Klient für den Therapeuten aber immer nur *als Klient* von Bedeutung sein. Also ist es erforderlich, ihm *entsprechende* Wichtigkeitsbotschaften zu vermitteln. Das bedeutet z. B., dass der Therapeut

- dem Klienten sehr aufmerksam zuhört: Er hält Blickkontakt, wendet dem Klienten den Körper zu, sendet viele para- und nonverbale Signale der Aufmerksamkeit („hm“, „ah“, „aha“), macht viele Verbalisierungen;
- den Klienten nicht einfach reden und monologisieren lässt. Stattdessen stellt er Fragen, formuliert Explizierungen und bemüht sich deutlich und aktiv um ein genaues Verstehen.
- den Klienten durchaus mit Fragen oder Verbalisierungen *unterbrechen kann,* denn man sollte sich als Therapeut darüber im Klaren sein, dass das Unterbrechen an sich nie das Problem ist. Die Art und die Inhalte der Unterbrechung sind entscheidend! Unterbreche ich den Klienten, indem ich eigene Inhalte einbringe, das Thema wechsle u. Ä., zeige ich Desinteresse, und das „triggert“ den Klienten. Unterbreche ich jedoch, indem ich deutlich mache, dass ich genau zuhöre, dass ich Aspekte noch genauer verstehen oder noch mehr Informationen erhalten möchte, bringe ich damit meine Aufmerksamkeit und mein Interesse zum Ausdruck und gebe deutliche Wichtigkeitssignale. Eine solche Art der Unterbrechung wirkt nicht destruktiv, ganz im Gegenteil: Vielleicht ist der Klient zuerst irritiert und gestört, er merkt aber schnell, wie positiv dieses Handeln auf ihn wirkt.
  Bei manchen Klienten haben Unterbrechungen aber noch andere konstruktive Wirkungen:
  Unterbrechungen zeigen eine hohe *Präsenz* des Therapeuten: Der Therapeut signalisiert, er ist da, hört zu, nimmt den Klienten ernst, gibt ihm ungeteilte Aufmerksamkeit usw. Das alles vermittelt zentrale Wichtigkeitsbotschaften!
  Außerdem steuert der Therapeut den Klientenprozess von Anfang an: Er begrenzt die Darstellung des Klienten, verhindert Monologe, steuert auf relevantere Inhalte usw. Je früher der Klient die Erfahrung macht, dass das passiert und dass es sich gut anfühlt, desto besser.

Auch nonverbal sollte ein Therapeut ein hohes Ausmaß an Präsenz zeigen: Er kann durch Mimik und Gestik, durch Zuwendung des Körpers signalisieren, dass er „mitschwingt“: So sollte er mimisch und gestisch reagieren, wenn ein Klient besondere Inhalte erzählt, sich besonders öffnet usw.

Auch paraverbal kann der Therapeut „mitschwingen“: durch Stimmlage, Stimmhöhe, Dehnungen, Betonungen usw.

Therapeuten sollten immer daran denken: Wichtigkeitssignale werden in viel stärkerem Maße nonverbal oder paraverbal vermittelt als Anerkennungssignale. Verbal-explizit sollte ein Therapeut Botschaften vermitteln wie:

- „Ich interessiere mich sehr für Sie *als Klient* und alles, was Sie mir als Klient erzählen.“
- „Ich schätze Sie als Klient und arbeite gerne mit Ihnen (falls das der Fall ist!).“
- „Ich schenke Ihnen als Klient volle Aufmerksamkeit.“

Signalisiert ein Klient, dass er von der Beziehung zum Therapeuten mehr erwartet als eine *therapeutische* Beziehung, ist eine klare Abgrenzung wichtig. Klienten mit hohem Wichtigkeitsmotiv sind meist histrionische Klienten und kommen in Therapie, weil

- sie den Eindruck haben, zu wenig Aufmerksamkeit zu erhalten, nicht ausreichend gesehen zu werden u. a.;
- sie trotz gegenteiliger Information stark an ihrer Wichtigkeit zweifeln,
- sie starke Regeln setzen und damit (heftige) interaktionelle Krisen auslösen.

Verlässlichkeitsmotiv

Verlässlichkeit bedeutet in der therapeutischen Beziehung nicht genau dasselbe, was es in Alltagsbeziehungen bedeutet. Im Alltag möchte ein Klient mit hohem Verlässlichkeitsmotiv, dass eine Beziehung andauernd stabil, nicht „kündbar“ ist und „ein Leben lang dauert“. Das ist jedoch in einer therapeutischen Beziehung grundsätzlich nicht möglich.

Um dem Klienten *therapeutische Verlässlichkeitssignale* zu geben, kann ein Therapeut signalisieren:

- „Solange Sie Therapie wollen und brauchen (und – leider – von der Kasse bezahlt bekommen), bin ich für Sie da und stehe Ihnen als Therapeut zur Verfügung.“
- „Ich reserviere Ihnen Zeit und das ist dann *Ihre* Zeit.“
- „Ich werde die therapeutische Beziehung nie wegen Ihrer Person oder wegen Ihres Handelns kündigen.“
- „Sie können im Therapieprozess nichts falsch machen: Sie dürfen mich kritisieren, Unzufriedenheit äußern usw. und ich werde mich dann mit Ihnen auseinandersetzen.“
- „Sie dürfen mich auch testen und ‚schlecht mit mir umgehen‘: Sollte das der Fall sein, bin ich da und kläre das mit Ihnen. Ich ‚kündige‘ aber nicht die Beziehung.“

Ein Therapeut realisiert damit eine hohe Verlässlichkeit im Rahmen der therapeutischen Beziehung. Und er signalisiert das auch explizit verbal, z. B.:

- „Ich werde die therapeutische Beziehung zu Ihnen aufrechterhalten, darauf können Sie sich verlassen."
- „Sie können hier nichts tun oder sagen, was unsere Beziehung infrage stellt."

Solidaritätsmotiv

Solidarität bedeutet im Alltag meist, dass man als Person (mehr oder weniger) auf der Seite eines Interaktionspartners steht: Man verbündet sich mit ihm gegen „Feinde", greift ihn nicht an, kritisiert ihn vorsichtig, wendet sich nicht gegen ihn.

Im Therapieprozess kann ein Therapeut aber nicht alle diese Aspekte von Solidarität erfüllen: So muss er den Klienten z. B. konfrontieren dürfen, selbst dann, wenn das dem Klienten gerade nicht gefällt. Er muss Annahmen des Klienten hinterfragen dürfen, selbst wenn der Klient sich dadurch erst einmal „angegriffen" fühlt. Und ein Therapeut darf sich niemals mit dem Klienten gegen Dritte solidarisieren, denn der Therapeut kennt die „Realität" nicht, er kennt die Situationen nicht und kann Sachverhalte nie objektiv beurteilen. Außerdem will er, dass Klienten sich mit Konflikten auseinandersetzen: Solidarisiert sich der Therapeut aber z. B. mit dem Klienten gegen dessen Ehefrau, *reduziert* das die Tendenz des Klienten, sich damit zu befassen. Eine Solidarisierung mit einem Klienten gegen Dritte ist damit in hohem Maße untherapeutisch!

Daher werde ich das, was man als Therapeut dem Klienten in der Therapie entgegenbringt, lieber als *Loyalität* denn als Solidarität bezeichnen.

Loyalität in der Therapie bedeutet z. B.:

- dem Klienten deutlich zu machen, dass man ihn als Therapeut in jedem Fall unterstützen will, ihm helfen will, seine Probleme zu lösen, usw. Dass man ihn *zu diesem Zweck* aber auch manchmal konfrontieren muss oder Dinge tun muss, die unangenehm sind. Das geschieht nie, um den Klienten zu ärgern o. Ä., sondern immer *für* den Klienten.
- dass man sich niemals mit anderen gegen den Klienten solidarisiert.
- dass man Informationen, die man vom Klienten erhalten hat, nie gegen den Klienten verwendet.
- dass es in der Therapie immer um den Klienten geht.

Autonomiemotiv

Bei einer Komplementarität zum Autonomiemotiv vermittelt der Therapeut dem Klienten explizit und durch sein gesamtes Handeln,

- dass seine therapeutischen Interventionen u. Ä. Vorschläge und Angebote sind und der Klient nie „gezwungen" ist, diesen zu folgen;
- dass er nie die Absicht hat, den Klienten einzuschränken oder zu bevormunden, sondern dass der Klient immer die Wahl zwischen Alternativen hat, dass er aber unter Umständen die Kosten bestimmter Entscheidungen wird tragen müssen;
- dass der Klient immer die „letzte Instanz" ist, die selbst darüber entscheidet, wo und wie sie mitarbeitet, was sie umsetzen und verändern will.

Der Therapeut macht hier also Interventionen der Art:

- „Ich fände es wichtig, sich mit dem Thema X zu befassen, aber das ist natürlich Ihre Entscheidung."
- „Ich würde Ihnen gerne eine Frage stellen, aber Sie können schauen, ob Sie diese beantworten wollen."

Der Therapeut darf Vorschläge machen oder Bedenken äußern: Das ist sein Job! Die Entscheidung trifft aber letztlich der Klient und der Therapeut akzeptiert das.

Grenzmotiv

Will der Klient Probleme in der Therapie lösen, *dann* (und nur dann) wird er sich öffnen und sich unangenehmen Inhalten stellen müssen. Er muss damit letztlich den Therapeuten „auf sein Territorium lassen" und ihm erlauben, Grenzen, die er anderen gegenüber aufgebaut hat, zu überschreiten. Wiederum ist es aber *der Klient,* der entscheidet, wann, wie schnell und bis zu welchem Punkt der Therapeut sein Territorium betreten darf. Und genau das sollte der Therapeut dem Klienten auch signalisieren:

„Wenn ich, der Therapeut, Ihnen helfen soll, müssen Sie mir Zugang zu relevanten Informationen gewähren. Wann und bis zu welchem Punkt Sie das tun, ist Ihre Entscheidung.

Sie sollten sich allerdings immer klarmachen, dass Sie die Therapie unter Umständen beeinträchtigen, wenn Sie sich dazu entscheiden, mich nicht über bestimmte Grenzen zu lassen.

Dennoch ist das Ihre Entscheidung und ich werde sie respektieren.

Ansonsten werde ich versuchen, Vertrauen aufzubauen und Ihnen dabei zu helfen, sich dazu zu entscheiden, mir Einblick zu gewähren."

12. Manipulationen in der Therapie und darüber hinaus

Therapeutinnen und Therapeuten können von Klienten von der ersten Minute der Interaktion an manipuliert werden: Da ein solches Handeln zwar prinzipiell o. k., jedoch therapeutisch hochgradig ungünstig ist, sollten Manipulationen schnell erkannt und konstruktiv behandelt werden.

Wie wir gesehen haben, spielen manipulative Handlungsstrategien bei allen PD-Klienten eine wesentliche Rolle. Klienten lernen in ihrer Biografie manipulative Strategien als *Lösungen* für die schwierigen Interaktionssituationen, denen sie ausgesetzt sind. Manipulatives Handeln erfolgt, um vom Interaktionspartner zu bekommen, was sie brauchen, von dem sie aber annehmen, dass sie es auf authentischem Wege nicht erhalten werden.

Das manipulative Auftreten der Klientinnen und Klienten hat also zunächst einmal nichts mit dem Therapeuten zu tun. Da er jedoch ein wichtiger Interaktionspartner ist, zeigen die Klienten das Verhalten auch ihm gegenüber. Das geschieht oft schnell und früh im Prozess („Manipulation beginnt mit dem Händeschütteln"). Je eher der oder die Behandelnde dies bemerkt, desto besser.

12.1 Extrinsische Manipulationen

Wir haben gesehen, dass sogenannte extrinsische Manipulationen (vgl. Abschnitt 8.2) das Problem in der Therapie bilden: Bei dieser Art von Manipulation wird der Therapeut für bestimmte Zwecke eingespannt. Er soll Verantwortung übernehmen, etwas Bestimmtes für den Klienten tun, was seine therapeutischen Regeln verletzt, usw.

Es gibt Klienten (vor allem mit histrionischer Akzentuierung), die in hohem Maße vom Therapeuten Sonderkonditionen, Sondertermine u. a. einfordern. Ich möchte dazu ein paar Beispiele liefern und ausführen, wie ein Therapeut damit angemessen umgehen kann.

Sondertermine und Telefonnummern

Eine beliebte *Klientenstrategie* besteht darin, die Therapeutin davon überzeugen zu wollen, dass es zwischen den Therapieterminen manchmal Krisen und Unterstützungsbedarf gebe und es daher das Beste sei (unter Umständen auch die „Pflicht" der Therapeutin), ihre private Telefon- oder Handynummer zu bekommen. Der Klient werde sie auch nur in wirklichen Notfällen anrufen.

Ebenso werden gerne Sondertermine angefragt.

Therapeutische Prinzipien: Therapeutinnen sollten Klienten ein klar definiertes und klar begrenztes Therapieangebot machen:

- Die Therapeutin steht dem Klienten einmal pro Woche 50 Minuten zur Verfügung.
- Ansonsten kann der Klient nicht über die Zeit der Therapeutin verfügen.
- Davon weicht die Therapeutin auch nicht ab.

Diese Art der Manipulation (und alle weiteren beschriebenen Arten) folgen dem „Foot-in-the-door"-Prinzip: Gibt man den Klienten den kleinen Finger, nehmen sie die ganze Hand! Kommt die Therapeutin dem Klienten einmal entgegen, werden die Forderungen immer größer und größer. Je mehr die Therapeutin sich auf dieses Spiel einlässt, desto (exponentiell) schwieriger wird es, wieder auszusteigen! Daher sollte immer nach der Devise gehandelt werden: Principiis obsta – wehret den Anfängen!

Auf der Beziehungsebene bleibt die Therapeutin immer freundlich, zugewandt, respektvoll und empathisch: Sie kann den Klienten verstehen und die Aktion hat keinerlei Beziehungskonsequenzen. Auf der Inhaltsebene grenzt sich die Therapeutin aber klar ab: Sie macht unmissverständlich deutlich, was sie tun wird und was nicht. Dabei verwendet sie keine Ausflüchte, Metaphern oder redet „durch die Blume". Will der Klient eine Begründung, dann gibt die Therapeutin ihm diese (denn darauf hat der Klient ein Recht): wieder klar, deutlich und so kurz wie möglich.

Die Therapeutin rechtfertigt sich *nie* vor dem Klienten: Sie entschuldigt sich nicht, bittet auch nicht weiter um Verständnis und hat auch kein „schlechtes Gewissen", da sie von der Angemessenheit ihres Handelns überzeugt ist.

Ein Klient hat kein Recht, in die Privatsphäre der Therapeutin einzudringen oder über ihre Freizeit zu verfügen!

Sie diskutiert auch nicht mit dem Klienten. Sie sagt, was passieren wird, und der Klient kann das entweder akzeptieren oder nicht: Akzeptiert er es nicht, wird keine Therapie stattfinden! Die Aussage der Therapeutin ist *nicht verhandelbar*! Und das macht sie gegebenenfalls auch deutlich: Akzeptiert der Klient die Aussage der Therapeutin nicht, dann sollte sie dies als Problem des Klienten definieren (denn das *ist* es): „Ich frage mich, was es Ihnen so schwer macht zu akzeptieren, was ich sage …?"

Daher sagt die Therapeutin:
„Ich kann verstehen, dass Sie das gerne möchten. Das tue ich aber grundsätzlich nicht, mit keinem Klienten. Ich stehe Ihnen gerne während der Therapie zur Verfügung, aber nicht außerhalb. Und ambulante Therapie setzt auch voraus, dass Sie so stabil sind, dass Sie die Zeit zwischen den Therapiestunden bewältigen können. Wenn Sie sagen, dass Sie das nicht können, müssen wir überlegen, ob Sie einen stationären Aufenthalt brauchen, um sich zu stabilisieren."

Meine eigenen Therapie- und Supervisionserfahrungen zeigen, dass hundert Prozent der Klienten dann „einknicken", d. h., sie merken, dass ihre Manipulation nicht funktioniert, und lassen diese dann sein. Allerdings nicht, ohne der Therapeutin zu demonstrieren, dass sie keineswegs amüsiert sind: Typischerweise sagen sie dann zähneknirschend so etwas wie: „Gut, dann versuchen wir es mal." O.k., dann versuchen wir es, und natürlich gibt es keinerlei Probleme: Es ist ein Spiel!

Überziehen der Stunde

Eine weitere besonders beliebte Strategie von Klienten besteht darin, die Therapiestunde zu überziehen. Die Klienten thematisieren kurz vor Ende noch ein „heißes Thema", aktivieren eine emotionale Reaktion oder sind am Ende der Stunde in einem so desolaten Zustand, dass sie den Raum unmöglich verlassen können.

Therapeutische Strategie: Passiert dem Therapeuten das zum ersten Mal mit einem Klienten, bleibt ihm nichts anderes übrig, als die Stunde tatsächlich zu überziehen. Er sollte das Thema beenden, den Klienten beruhigen bzw. aus dem desolaten Zustand herausholen und stabilisieren.

Auf keinen Fall sollte der Therapeut aber die Strategie des Klienten einfach mitmachen und ihn reden lassen o. Ä. Ein klares Stoppsignal ist notwendig, auch wenn sich der Therapeut dann um den Klienten kümmern muss.

In einem solchen Fall sollte das Überziehen zu Beginn der nächsten Stunde besprochen werden:
„Ich habe bemerkt, dass es Ihnen schwerfällt, die Stunde zu beenden. Ich möchte allerdings pünktlich enden, denn ich brauche die Zeit, um mich auf den nächsten Klienten einzustellen und dessen Stunde vorzubereiten.

Wenn Sie mit mir arbeiten, möchten Sie sicher auch, dass ich mich auf Sie einstelle. Daher sollten wir überlegen, wie wir dafür sorgen können, dass wir pünktlich schließen."

An dieser Stelle kann der Therapeut dem Klienten einen konkreten Vorschlag machen:
„Ich könnte Ihnen anbieten, dass ich Ihnen zehn Minuten vor Therapieende Bescheid sage. Und dass wir dann die Zeit nutzen, um die Sitzung zu beenden. Und darauf achten, dann kein Thema mehr anzureißen, das Sie in einen emotionalen Zustand bringen kann."

Macht der Klient dann trotzdem gegen Ende der Stunde „ein Fass auf", stoppt der Therapeut ihn:
„Ich merke, dass Sie gerade ein sehr wichtiges, aber auch ein sehr belastendes Thema ansprechen. Wie wir besprochen haben, sollten wir das aber am Ende der Stunde nicht tun. Und ich möchte das auch nicht tun, weil Sie mir als Klient wichtig sind. Ich möchte nicht in die Lage kommen, die Stunde beenden zu müssen, während Sie in einem belasteten Zustand sind.

Da das Thema so wichtig ist, schlage ich Ihnen vor, es gleich am Anfang der nächsten Stunde anzusprechen. Dann haben wir Zeit und Ruhe, uns ausführlich damit zu befassen."

12.2 Grenzüberschreitungen

Viele PD-Klienten wollen eine persönliche Beziehung zum Therapeuten. Der Therapeut kann ihnen jedoch immer nur eine *professionelle Beziehung* anbieten, was er auch deutlich macht. Dennoch versuchen manche Klienten immer wieder, diese therapeutische Grenze zu überschreiten, um persönlichen Kontakt mit dem Therapeuten aufzunehmen.

So können Klienten den Therapeuten aufgrund von Dingen, die sie in der Praxis sehen, in persönliche Gespräche verwickeln: „Oh! Sie haben ein Bild von Feininger! Ich bin auch ein großer Feininger-Fan! Waren Sie auf der Ausstellung? Wie fanden Sie die?"

Ebenso stellen sie dem Therapeuten persönliche Fragen wie:
- Sind Sie verheiratet?
- Haben Sie Kinder?
- Wo wohnen Sie?
- Wie viel verdient man als Therapeut?
- Glauben Sie an Gott?
- Haben Sie auch selbst sexuelle Probleme? Usw.

Therapeutische Prinzipien: Meine Auffassung dazu ist, dass Therapeuten eigene Grenzen kennen und sich entscheiden sollten, wo sie diese ziehen wollen, und das dann auch konsequent tun. Man muss als Therapeut nicht päbstlicher sein als der Pabst: Alles, was ein Klient im Internet (etwa auf der eigenen Website) lesen kann, kann man ihm auch sagen. Das sollte man allerdings kurz und knapp tun und zugleich deutlich machen, dass man nun zum Thema des Klienten kommen möchte. Aber: Ein Therapeut sollte für sich auch klare persönliche Grenzen setzen und sich daran erinnern, dass viele private Informationen den Klienten einen feuchten Kehricht angehen!

Um dies deutlich zu machen, eignen sich kurze Statements wie:
- Diese Information ist privat.
- Darüber spreche ich mit Klienten grundsätzlich nicht.
- Ich bitte Sie, meine Grenze hier zu respektieren.

12.3 Beziehungsangebote

Klienten machen Therapeuten alle Arten von Beziehungsangeboten. Der Klient kann
- dem Therapeuten vorschlagen: „Wir sollten mal einen Kaffee zusammen trinken gehen, das würde unsere Beziehung bestimmt verbessern!"
- den Therapeuten zum Geburtstag einladen.
- ein klares Freundschaftsangebot machen („Ich möchte gerne mit Ihnen befreundet sein").
- dem Therapeuten ein erotisches oder partnerschaftliches Angebot machen.

Als Therapeut sollte man sich immer vollkommen darüber im Klaren sein, dass man eine Person dann am besten therapeutisch begleiten kann, wenn man ansonsten gar nichts mit ihr zu tun hat. Daher wäre es therapeutisch äußerst ungünstig, sich mit einem Klienten auf irgendeine andere Art von Beziehung einzulassen. Ein derart unprofessionelles Handeln darf man meines Erachtens nicht einmal in Erwägung ziehen.

Ein Therapeut kann / sollte

- sich immer als Erstes für das Angebot bedanken: Es ist meist nicht übergriffig gemeint und man darf es wohl als Kompliment auffassen.
- klären, was das Angebot genau bedeutet: Bei manchen Angeboten kann es unklar sein, ob es nur freundschaftlich, erotisch o. Ä. gemeint ist – das sollte aber klar sein, denn nur dann kann ein Therapeut konkret und deutlich Stellung beziehen.
- immer als Erstes klarmachen, dass er aus therapeutischen Gründen das Angebot nicht annehmen wird:

  „Ich glaube nicht, dass es die therapeutische Beziehung verbessert. Eher bin ich überzeugt, dass das die Therapie verschlechtert. Ich möchte aber gerne mit Ihnen weiterhin therapeutisch arbeiten. Daher nehme ich ein solches Angebot prinzipiell nicht an."

- immer auch *persönlich* Stellung beziehen: Er wird ja nicht (nur) als Therapeut, sondern als *Person* angesprochen. Also könnte er z. B. sagen:

  „Ich möchte keine Freundschaft mit Ihnen eingehen, da ich schon einen großen Freundeskreis habe und keine weiteren Freunde suche."

  Wenn er ein „Liebesangebot" erhält, sollte er sagen:

  „Ich bin nicht in Sie verliebt. Daher möchte ich Ihr Angebot nicht annehmen. Und ich bin sicher, dass sich das auch nicht ändern wird."

Derart klare Aussagen sind erforderlich, damit der Klient aufhört „zu baggern": Ihm muss klar sein, dass der Therapeut kein *persönliches* Interesse an ihm hat!

12.4 Direkte Kontrolle

Als „direkte Kontrolle" bezeichnen wir manipulative Strategien, deren Ziel es ist, im Therapieprozess Kontrolle über das Handeln der Therapeutin zu gewinnen.

So kann eine Klientin z. B. auf eine unangenehme Frage der Therapeutin

- Schmerzen bekommen (vor allem „Herzschmerzen"),
- aufspringen und sich auf der Toilette demonstrativ übergeben,
- einen „Hyperventilationsanfall" bekommen,
- im Stuhl zusammensinken, die Hand an die Stirn legen (Handflächen nach außen) und mit leidender Stimme und angehauchten Konsonanten äußern: „Jetzt kommt mir alles hhhhhhhoch!" *Usw.*

Die Therapeutin sollte sich zu solchen Aktionen keineswegs komplementär verhalten. Sie darf

- sich nicht von der Klientin steuern oder kontrollieren lassen,
- sich nicht für ihre Interventionen entschuldigen,
- nicht versprechen, sie nicht wieder zu machen, o. Ä.

Stattdessen sollte sie

- davon ausgehen, dass der Versuch „nicht strafbar, aber zwecklos“ ist,
- freundlich und empathisch bleiben,
- registrieren, dass die Aktion der Klientin in jedem Fall zeigt, dass nun etwas sehr Wichtiges passiert!

Daher kann die Therapeutin z. B. beim Auftreten von Schmerzen sagen:
„Offenbar habe ich gerade etwas gesagt, was nun diese Schmerzen in Ihnen auslöst. Das bedeutet, dass gerade etwas sehr Wichtiges passiert. Daher bitte ich Sie, dass wir das nun besprechen. Was genau habe ich gerade bei Ihnen ausgelöst?“

Die Therapeutin kann z. B. beim Aufspringen der Klientin

- sitzen bleiben und abwarten, bis die Klientin sich ebenfalls wieder setzt,
- einen ähnlichen Wortlaut wie oben („Es passiert etwas Wichtiges“) verwenden,
- auf das heikle Thema zurückkommen: „Bevor Sie reagiert haben, hatte ich Sie XY gefragt. Offenbar ist das eine sehr wichtige Frage. Ich würde sie Ihnen gerne noch einmal stellen.“

Bei einem „Hyperventilationsanfall“ kann die Therapeutin auf Tricks zurückgreifen und z. B. einmal mit der flachen Hand auf den Tisch hauen: Dadurch erschreckt die Klientin und der Anfall ist sofort vorbei. Dann geht die Therapeutin wie oben vor („Was hat meine Frage in Ihnen ausgelöst?“).

Bei dem Demonstrativen „Mir kommt alles hoch!“ sagt die Therapeutin ebenfalls: „Offenbar habe ich etwas Wichtiges in Ihnen ausgelöst. Das sollten wir uns genauer anschauen. Lassen Sie es kommen und wir schauen genau, was es ist.“

13. Tests – die Nagelprobe für die Therapeut-Klient-Beziehung

Tests oder „Interaktionstests“ treten bei PD-Klienten oft auf: Sie sind eine Nagelprobe für die Beziehung zwischen Therapeut und Klient. Besteht der Therapeut einen Test nicht, kann das das Ende der Therapie zur Folge haben.

13.1 Kritik am Therapeuten

Sollte ein Therapeut als Test kritisiert werden, dann sollte er folgendes Standardvorgehen realisieren:

- der Kritik niemals ausweichen, sondern sich ihr immer stellen – und das souverän („dem Drachen ins Auge schauen“),
- den Klienten immer als Erstes für die Kritik loben: „Ich finde es gut, wenn Sie Kritik offen äußern.“ Das kann ein Therapeut authentisch tun, denn es ist wirklich gut, dass der Klient etwas ehrlich und explizit vermittelt, anstatt es nur implizit zu kommunizieren.
- Verantwortung übernehmen: Offenbar *hat* der Therapeut in der letzten oder der aktuellen Stunde etwas getan, was den Klienten getriggert hat (wohl nicht das, was der Klient tatsächlich kritisiert, aber *er hat* etwas getan, nämlich die Diskrepanz zwischen der Aktivierung des Beziehungsmotivs und der Aktivierung der negativen Schemata ausgelöst. Daher sagt er: „Offenbar habe ich in der letzten Stunde etwas getan, was Sie verärgert (o. Ä.) hat.“ Daran anschließend sagt der Therapeut, dass das nicht seine Absicht war.
  Er kann auch etwas sagen, was genau genommen eine inhaltlich unsinnige Formulierung ist, aber eine wichtige *Beziehungsbotschaft* darstellt: „Es tut mir leid, dass das bei Ihnen so angekommen ist.“ (Im Grunde kann es dem Therapeuten nicht leidtun, dass es „so angekommen ist“, der Klient fasst das Statement jedoch als eine Art „Beziehungs-Friedensangebot“ auf und das ist auch beabsichtigt!)
- dem Klienten *ein Angebot machen, zu klären,* was genau der Therapeut beim Klienten wodurch ausgelöst hat: „Da ich nicht möchte, dass das erneut passiert, würde ich Sie bitten, dass wir genau klären, was ich gemacht habe und was das genau in Ihnen ausgelöst hat.“

Mit einem solchen Statement vermittelt der Therapeut mehrere Beziehungsbotschaften:
- „Ich stelle mich der Kritik und setze mich damit auseinander."
- „Ich nehme Sie persönlich sehr ernst."
- „Ich kümmere mich darum, was ich bei Ihnen auslöse."
- „Ich möchte Sie genau verstehen."

Der Therapeut sendet damit aber noch eine andere wichtige Botschaft:
- „Sie (= der Klient) dürfen mich kritisieren."
- „Ich erwarte aber, dass Sie sich ebenfalls damit auseinandersetzen und mir erläutern, was Sie genau kritisieren."

13.2 Kompetenz- und Weichei-Tests

Verwendet eine Klientin einen Kompetenztest der Art: „Sagen Sie mir doch mal, was Sie genau therapeutisch mit mir tun werden" (in der ersten oder zweiten Stunde!), dann kann ein Therapeut antworten:
- „Da ich Sie im Augenblick noch nicht kenne und daher nicht weiß, was Ihr Anliegen ist, kann ich Ihnen noch nicht sagen, was ich Ihnen therapeutisch vorschlage."
- „Meine therapeutische Devise ist auch, sehr gründlich zu sein, und deshalb möchte ich mit Ihnen ausführlich klären, was Sie mit mir in der Therapie bearbeiten möchten und erreichen wollen."
- „Sobald das klar ist, werde ich Ihnen gerne Vorschläge für das therapeutische Vorgehen machen."

Beim Weichei-Test ist es vor allem wichtig, souverän zu bleiben, denn gerade die Souveränität wird getestet: Die Therapeutin bleibt gelassen, zugewandt, schaut dem „Drachen ins Auge" und macht deutlich, dass sie gut damit umgehen kann. Sie nimmt den Test zur Kenntnis und tut keineswegs so, „als sei nichts" (etwas Derartiges wäre die ideale Möglichkeit, den Test zu „vergeigen"!). Sie nimmt den Klienten ernst, macht aber auch in aller Freundlichkeit deutlich, wo ihre Grenzen sind und dass sie sich nicht vom Klienten einschüchtern lässt.

Bei dem Beispiel mit dem Fußraum (vgl. Abschnitt 9.3; Klient breitet sich im gemeinsamen Fußraum aus) kann die Therapeutin z. B. sagen: „Ich weiß, dass Sie Ihre Beine unterbringen müssen. Das gilt aber auch für mich. Daher müssen wir uns über die Verteilung des Fußraums einigen."

Im Hinblick auf das Beispiel mit den Diplomen („Ich sehe hier gar keine Diplome. Haben Sie überhaupt studiert?") habe ich dem Klienten gesagt: „Wissen Sie, ich habe mir auch überlegt, ob ich die ganzen Dinger aufhängen soll. (Pause) Aber ich bin zu dem Ergebnis gekommen: Ich habe das nicht nötig."

Ganz offensichtlich (ich sah es in seinem Gesicht) war der Klient beeindruckt und ich hatte den Test bestanden.

14. Techniken zur Motivierung von Klienten

Der Therapeut muss eine Änderungsmotivation bei PD-Klienten schaffen. Darüber hinaus sollte er immer wieder das Niveau der Motivation zur therapeutischen Mitarbeit erhöhen, damit die Klienten auch bei schwierigen therapeutischen Aufgaben kooperativ bleiben.

Wie wir in Kapitel 10 gesehen haben, zeigen Klienten immer zwei Tendenzen im Hinblick auf die therapeutische Arbeit:

- eine Änderungstendenz. Diese setzt sich zusammen aus den Faktoren
  - Selbsteffizienzerwartung (SEE),
  - Beharrungskosten (BK), also die „Kosten des gegenwärtigen Systems“,
  - Änderungsgewinne (ÄG).
- eine Beharrungstendenz. Diese setzt sich zusammen aus den Faktoren
  - Misserfolgserwartung (ME),
  - Änderungskosten (ÄK),
  - Beharrungsgewinne (BG).

Eine Steigerung der Änderungsmotivation (ÄM) bedeutet, dass der Therapeut

- die Änderungstendenz stärkt, also
  - die SEE fördert,
  - die Beharrungskosten (BK) salient und relevant macht,
  - die Änderungsgewinne (ÄG) deutlich macht;
- die Beharrungstendenz reduziert, also
  - die ME reduziert,
  - die Kosten einer Veränderung (VK) erträglich macht,
  - die Beharrungsgewinne (BG) reduziert oder den Klienten dazu veranlasst, auf solche zu verzichten.

Aus diesen Überlegungen lassen sich spezifische Motivierungstechniken ableiten. Davon abzugrenzen sind allgemeine Techniken, die die Motivation des Klienten zur therapeutischen Mitarbeit erhöhen.

14.1 Motivation und Volition

Nach dem sogenannten Rubikon-Modell von Heckhausen, Gollwitzer & Weinert (1987) muss man zwischen einer Motivationsphase und einer Volitionsphase unterscheiden:

- In der *Motivationsphase* geht es darum zu klären, was man möchte, welche Ziele man hat, was einem guttut usw.
- In der *Volitionsphase* geht es um die Frage, wie man Ziele, für die man sich entschieden hat, in der Realität umsetzt.
- Dazwischen liegt die *Entscheidungsphase,* in der man eine Entscheidung darüber trifft, ein Ziel nicht nur erreichen „zu möchten", sondern „zu wollen". Man will dieses Ziel unbedingt verfolgen, man ist entschlossen, dafür viel zu tun, sich Herausforderungen zu stellen, Probleme zu lösen usw.

Daher sollte man motivationstheoretisch unterscheiden zwischen

- einer Förderung der Motivation, also der Tendenz zur Mitarbeit, und
- einer Förderung der Volition, also der Entwicklung eines Entschlusses beim Klienten, nun auch mitarbeiten zu wollen.

Eine Förderung der Motivation bedeutet, wie wir gesehen haben, die Annäherungstendenzen zu steigern, also dem Klienten deutlich zu machen, dass eine Mitarbeit zu einer Veränderung aus verschiedenen Gründen sinnvoll ist, sowie eine Reduktion der Beharrungstendenz, also eine Vermittlung der Einsicht, dass eine Beharrung dysfunktional und letztlich kostenintensiv ist.

Nach dem Rubikon-Modell ist es zudem sinnvoll, dass eine Person noch einen weiteren Schritt vollzieht: Sie sollte sich nicht nur eine Veränderung wünschen und sie für sinnvoll halten, sondern sie sollte sie *wirklich wollen,* sich also dafür entscheiden, diese nun ernsthaft anzustreben und in Handlungen umzusetzen, auch wenn dies anstrengend ist und damit Probleme, Hindernisse und Komplikationen verbunden sind.

Erst ein solches „Überschreiten des motivationalen Rubikon" garantiert, dass eine Person das, was sie möchte, auch tatsächlich in Handlung umsetzt, dass sie diese Ziele auch wirklich verfolgt und gegen Widerstände durchhält.

Etwas Entsprechendes gilt auch für die Psychotherapie:

- Hohe motivationale Tendenzen sind wesentlich, denn sie sind eine notwendige Grundlage für ein Handeln.
- Um dann ein tatsächliches Handeln folgen zu lassen und durchzuhalten, ist ein Übergang in die Volitionsphase entscheidend: Das gilt besonders dann, wenn das erforderliche Handeln anstrengend und unter Umständen unangenehm ist, auf Hindernisse trifft und/oder über längere Zeit konsequent aufrechterhalten werden muss.

Aus diesem Grunde ist es therapeutisch sinnvoll, sich Gedanken darüber zu machen, wie ein Klient dazu bewegt werden kann, die Entscheidung zu treffen, das, was er möchte, nun auch wirklich verfolgen zu wollen.

14.2 Allgemeine Motivationsstrategien

Allgemeine Motivationsstrategien sind solche, die ein Therapeut immer anwenden kann, ohne dass er sich dabei auf die spezifischen Besonderheiten eines Klienten einstellen muss. Hier möchte ich mich mit einer besonders wichtigen Technik befassen: *Motivation unterstellen.*

Motivation unterstellen bedeutet, dass ein Therapeut dem Klienten deutlich macht, dass er, der Therapeut, davon ausgeht,

- dass der Klient Aspekte seines Problems ändern will,
- dass er aktiv an dieser Änderung arbeiten will,
- dass er dazu Anstrengungen und Schwierigkeiten in Kauf nimmt.

Dies tut ein Therapeut *auch dann,* wenn offensichtlich ist, dass dies im Augenblick noch gar nicht der Fall ist, z. B. wenn deutlich ist, dass der Klient kostenreduktionsmotiviert ist (vgl. Abschnitt 10.2). Der Therapeut macht dann trotzdem Statements wie:

- „Ich sehe, dass der Aspekt X Sie persönlich stört."
- „Ich erkenne, dass Sie diese Aspekte verändern wollen."
- „Mir wird deutlich, dass Sie an dem Problem X aktiv arbeiten wollen."

Diese Technik kann von Beginn an eingesetzt werden, denn sie signalisiert, dass der Therapeut hohes Zutrauen in die Veränderungskompetenz des Klienten hat und dem Klienten positive Absichten unterstellt. Daher wirkt diese Intervention positiv auf den Klienten: Er fühlt sich wertgeschätzt und anerkannt.

Realisiert ein Therapeut ein solches Vorgehen konsequent über einen längeren Zeitraum, hat das noch einen anderen Effekt: Der Klient wird immer wieder darauf aufmerksam gemacht,

- dass eine Veränderung sinnvoll ist,
- dass er eine Veränderung bewirken kann,
- dass er sich dazu entscheiden könnte, aktiv etwas zu einer solchen Veränderung beizutragen.

Zunächst ignoriert der Klient diese Botschaften vielleicht noch. Sendet der Therapeut sie aber immer wieder, lösen sie allmählich Denkprozesse im Klienten aus: Er fängt an, über Veränderungen, deren Sinn und deren Möglichkeiten nachzudenken. Dadurch werden Änderungstendenzen langsam, aber konsistent verstärkt.

14.3 Spezifische Motivationstechniken

Es sollen nun Techniken zur Beeinflussung der einzelnen Aspekte der Änderungstendenz und der Beharrungstendenz behandelt werden.

Selbsteffizienzerwartung

Selbsteffizienzerwartung (SEE) ist eine zentrale psychologische Variable, die auch in der Psychotherapie von entscheidender Bedeutung ist (vgl. Bandura, 1991, 1992a, 1992b, 1997). In diesem Zusammenhang wird deutlich, dass SEE auch von großer *motivationaler* Bedeutung ist: Traue ich mir bestimmte Handlungen nicht zu oder halte ich diese für ineffektiv, dann macht es für mich keinerlei Sinn, eine Handlung überhaupt auszuführen oder dies auch nur zu versuchen. Egal, wie hochwertig die Ziele sind, die ich prinzipiell damit erreichen könnte. In dem Fall reicht der Anreiz nicht aus, um eine Handlung zu initiieren.

Zweifel an meiner Selbsteffizienz wird meine Motivation senken, denn ist die Wahrscheinlichkeit einer Zielerreichung gering, macht Anstrengung offenbar keinen Sinn. Ist meine SEE jedoch hoch, dann wird das meine Motivation, eine Handlung auszuführen, in jedem Fall *stärken*. Aus diesem Grunde ist es therapeutisch wichtig, dass der Therapeut die SEE des Klienten im Hinblick auf therapierelevante Handlungen fördert. Dazu stehen ihm verschiedene Möglichkeiten zur Verfügung:

- Der Therapeut kann alles, was der Klient schon getan / geschafft hat, alle Ressourcen und Fähigkeiten immer wieder salient machen: Er macht dem Klienten immer und immer wieder deutlich,
  - was er schon geleistet und gemeistert hat,
  - welche Fähigkeiten er offenbar hat,
  - dass er bestimmte Probleme schon erfolgreich gelöst hat,
  - dass er damit die Fähigkeiten hat, auch bestehende Probleme zu lösen usw.
- Der Therapeut realisiert eine starke *Ressourcenaktivierung*.
- Der Therapeut macht deutlich, dass er persönlich hohes Zutrauen in den Klienten hat: dass er dem Klienten bestimmte Handlungen, Lösungen usw. zutraut.
- Der Therapeut vermittelt dem Klienten, dass er glaubt, dass dieser mithilfe des Therapeuten bestimmte Probleme lösen kann u. Ä.

Beharrungskosten

Die Kosten, die ein Klient sich durch sein System „einhandelt“ und die ihm Probleme bereiten, haben wir als Beharrungskosten bezeichnet: Sie existieren aktuell und werden auch weiterhin existieren, wenn der Klient nichts ändert, wenn er also der Beharrungstendenz folgt. Diese Kosten, die ein Klient durch sein Handeln erzeugt, sind ihm zumindest zu einem großen Teil bewusst. Das muss man aus der Tatsache schließen, dass der Klient in der Therapie sitzt, denn Therapiemotivation entsteht durch die Wahrnehmung von Kosten. Zu Therapiebeginn sind dem Klienten die Kosten seines Systems bzw. seines Handelns relativ klar bzw. lassen sich leicht ins Bewusstsein bringen. Dies ist der Grund, warum Therapeuten die Therapie fast immer mit einer Bearbeitung der Kosten beginnen und auch beginnen sollten.

Nun haben Klienten aber nicht nur Kosten, sie gehen oft noch aktiv damit um, d.h. sie zeigen ein mehr oder weniger ausgeprägtes Ausmaß an Selbsttäuschung (vgl. Sachse, 2020c). So machen sie sich vor, dass die Kosten „normal“ oder „gar nicht so schlimm“ seien und „von selbst weggehen“.

All diese Selbsttäuschungsstrategien sind therapeutisch ungünstig, da sie die Einschätzung der Kosten verfälschen und damit die Änderungstendenz *senken*. Um das zu verhindern, sollte ein Therapeut die erste Strategie der Kostenbearbeitung realisieren: *Kosten salient machen*. Der Therapeut macht den Klienten immer und immer wieder darauf aufmerksam, *dass* er Kosten hat und worin die Kosten bestehen. Er verweist dabei z.B. auf

- Interaktionskosten („Da hatten Sie wieder Streit mit Ihrer Frau“, „Da war Ihr Chef wieder sauer auf Sie“) und
- Gesundheitskosten („Da haben Sie sich wieder völlig erschöpft gefühlt“, „Sie merken, dass Ihnen der Ärger gar nicht guttut“).

Durch diese Vorgehensweise kann der Klient die Kosten nicht mehr ignorieren und es fällt ihm zunehmend schwer, sich die Kosten „schönzurechnen“.

Der Therapeut sollte jedoch noch einen Schritt weitergehen: Er sollte die *Kosten relevant machen*. Das heißt, er sollte dem Klienten immer wieder vor Augen führen, was die Kosten für ihn persönlich bedeuten:

- welche langfristigen Konsequenzen der Klient damit erzeugt,
- dass er die Konsequenzen im Grunde nicht will,
- welche eigenen Ziele der Klient damit sabotiert,
- dass er schon jetzt unter den Kosten leidet und sich dieses Leiden noch verstärken wird.

Durch diese Strategie wird der *motivationale Impact* der Kosten erhöht.

Wie schon erläutert, reichen diese Aspekte zur Bildung einer Änderungstendenz aber immer noch nicht aus. Der Klient muss nicht nur erkennen, dass er Kosten *hat* und dass diese Kosten *unangenehm* sind, er muss auch und vor allem erkennen, dass er die Kosten *selbst erzeugt.* Und genau diesen Aspekt muss der Therapeut dem Klienten verdeutlichen, z. B. durch Statements wie:

- „Ihre Frau ist sauer auf Sie, weil Sie X tun."
- „Sie üben Druck auf Ihren Partner aus und das verärgert ihn."
- „Im Grunde nehmen Sie gar keine Rücksicht darauf, was Ihre Frau will, und das macht Ihre Frau offenbar sehr unzufrieden."

Diese drei Interventionen (Kosten salient machen, Kosten relevant machen und Verantwortung aufzeigen) wirken unterschiedlich konfrontativ auf den Klienten:

- Kosten salient zu machen wirkt noch wenig konfrontativ, da dem Klienten diese Aspekte meist bekannt sind.
- Kosten relevant machen wirkt deutlich konfrontativer, denn das „will der Klient nicht gerne hören".
- Dem Klienten deutlich zu machen, dass er Kosten selbst erzeugt, wirkt am stärksten konfrontativ, denn diese Erkenntnis bedeutet, dass der Klient die Verantwortung für sein Handeln übernehmen muss, und das kann (stark) selbstwertbelastend sein.

Änderungsgewinne

Beharrungskosten salient zu machen wirkt, motivationstheoretisch gesehen, über den Effekt von Vermeidungszielen. Die Person ist motiviert, unangenehme Zustände (Kosten) zu reduzieren. Dies ist zwar motivational wirksam, der Effekt ist jedoch begrenzt. Daher sollten daneben *Annäherungsziele* geschaffen werden: Ziele, deren Erreichung *positive* Wirkungen auf den Klienten haben, die positive affektive Zustände erzeugen.

Solche Zustände können von sehr unterschiedlicher Art sein, z. B. kann eine Klientin

- ihren Gesundheitszustand nachhaltig verbessern, wieder fit werden, erneut positive Aktivitäten ausüben usw.;
- wieder mehr Zeit für sich und ihre Hobbys gewinnen: Sie kann wieder Dinge tun, die ihr Spaß machen, wichtige Motive befriedigen usw.;
- ein deutlich höheres Maß an *Zufriedenheit* gewinnen, was sich gut anfühlt, Lebenssinn verleiht usw.;
- ihre persönlichen Beziehungen nachhaltig verbessern: mit Arbeitskollegen, Freundinnen, Partnern usw. Damit steigert sie unter Umständen ihre Lebensqualität erheblich;

- deutlich mehr Ressourcen freisetzen durch höhere Arbeitszufriedenheit, Wegfall von Blockaden, höhere Kreativität usw.

Solche Ziele zu verfolgen ist sehr motivierend und sie zu erreichen sehr belohnend und führt zu hoher Nachhaltigkeit von Therapieeffekten. Daher sollte ein Therapeut solche Ziele mit der Klientin definieren.

Was hier recht einfach und simpel klingt, ist deutlich schwieriger, als man gemeinhin annimmt. Der Grund dafür ist das Problem der *Alienation*: einer Entfremdung vom eigenen Motivsystem (vgl. Beckmann, 1997, 2006; Kuhl & Beckmann, 1994a, 1994b; Kuhl & Kaschel, 2004; Püschel & Sachse, 2009; Sachse, 2020d; Sachse & Langens, 2014). Personen mit hoher Alienation wissen nicht, was sie möchten, was ihnen guttut, was sie zufrieden macht, was sie anstreben usw. Das bedeutet psychologisch, dass eine Person mit hoher Alienation nicht in der Lage ist, solche Ziele valide zu entwickeln.

Das Problem der Alienation spielt bei den meisten Persönlichkeitsstörungen eine zentrale Rolle: Viele Klienten mit PD weisen starke Alienation auf. Solange dies der Fall ist, gelingt es ihnen nicht, valide positive Ziele zu bestimmen, auch nicht im Therapieprozess und auch nicht mithilfe des Therapeuten.

Die logische Konsequenz daraus ist, dass der Therapeut im Therapieprozess zunächst die Alienation bearbeiten und deutlich reduzieren muss. Dies ist therapeutisch eine schwierige Aufgabe. Der Therapeut kann dabei dem Klienten durch Imaginationsübungen Zugang zu seinen relevanten Motiven ermöglichen (siehe Sachse, 2022).

Erst nach der Bearbeitung können mit dem Klienten sinnvolle und valide positive Ziele bestimmt werden. Und das wiederum bedeutet,

- dass die Bestimmung positiver Ziele meist erst *im Verlauf der Therapie* möglich ist,
- dass dazu erst bestimmte therapeutische Bedingungen geschaffen werden müssen,
- dass solche Zielbestimmungen oft zu Therapiebeginn entweder gar nicht möglich sind oder zu invaliden Ergebnissen führen, nämlich zur Definition von Zielen, die gar nicht die wesentlichen Ziele des Klienten sind.

Sobald der Therapeut den Eindruck hat, dass der Klient nun Zugang zu seinen impliziten Motiven hat, sollte er mit ihm entsprechende Ziele herausarbeiten. Da ein Zugang zum impliziten Motivsystem über affektive, kaum über kognitive Prozesse gelingt (vgl. Sachse, 2020d), sollten hierzu Imaginationstechniken verwendet werden (vgl. Sachse, 2020d). So kann ein Therapeut z. B. bei einer Klientin, die nicht weiß, was sie in Beziehungen wirklich möchte, eine Imagination durchführen wie:

Stellen Sie sich vor, Sie sitzen nachmittags mit Ihrem Partner auf der Couch.
Es gibt keine Störungen und keinen Zeitdruck.
Stellen Sie sich das Bild möglichst konkret vor.
Behalten Sie es „vor Ihrem geistigen Auge".
Verändern Sie das Bild nicht bewusst,
sondern lassen Sie es zu, dass es sich spontan ändert.
Nehmen Sie das wahr, bewerten Sie es nicht, sondern berichten Sie es mir.

In den spontanen Bildern drücken sich dann Wünsche und Sehnsüchte aus, also Aspekte relevanter Motive. Diese arbeitet der Therapeut dann mit der Klientin heraus.

Änderungskosten

Jede Veränderung erzeugt Kosten. Die Klientin muss Verantwortung für ihr Handeln übernehmen, sich unangenehmen Inhalten stellen, sich anstrengen und damit rechnen, dass ihr Versuch, etwas zu ändern, scheitern kann. Das heißt, sie geht Risiken ein.

Es macht keinen Sinn, dass die Therapeutin der Klientin gegenüber diese Aspekte „verschleiert". Sie kann der Klientin solche Auseinandersetzungen nicht ersparen. Sie kann aber vermitteln:

> „Ich traue Ihnen solche Veränderungen zu! Ich denke, dass Sie sie bewältigen können. Ich bin bei Ihnen, unterstütze Sie, helfe Ihnen, bin an Ihrer Seite. Wir bilden damit ein Team, das sich den Herausforderungen gemeinsam stellt."

Derartige Botschaften sollte die Therapeutin immer wieder senden.

Beharrungsgewinne

Beharrungsgewinne sind diejenigen Gewinne, die ein Klient aktuell aus seinem dysfunktionalen Handeln zieht oder die er damit zu erreichen hofft. Derartige Gewinne resultieren insbesondere aus manipulativem Handeln: Der Klient erreicht dadurch Ziele, die er glaubt, authentisch nicht erreichen zu können, oder die er faktisch auch nicht erreichen kann.

Diese Gewinne stellen einen gewissen *Attraktor* dar: Der Klient möchte nicht darauf verzichten.

Damit stabilisieren sie das Problem, weil sie die Beharrungstendenz des Klienten stärken.

Eine Bearbeitung und Reduktion dieser Beharrungsgewinne sind prinzipiell *nur durch konfrontative Interventionen* möglich: Dem Klienten muss deutlich werden,

- dass er manipuliert,
- welche Gewinne er dadurch erzielt,
- was ihm diese Gewinne bringen, wie wichtig sie für ihn sind.

Und letztlich muss der Klient reflektieren,

- welche Gewinne er auch durch authentisches Handeln erreichen kann,
- auf welche Gewinne er verzichten *muss* (manche interaktionellen Ziele kann man wohl nur durch Manipulation, aber nie authentisch erreichen),
- auf welche Gewinne er verzichten *kann,*
- was er stattdessen dafür bekommt.

Dann muss der Klient eine Entscheidung darüber treffen, ob er an seinen manipulativen Strategien arbeiten will oder nicht.

15. Konfrontation

Wie ausgeführt, sind konfrontative Interventionen im Therapieprozess unerlässlich zum Aufbau von Änderungsmotivation und zur Klärung relevanter Inhalte, die bearbeitet werden müssen, damit ein Klient seine Probleme wirklich lösen kann. Therapeuten und Therapeutinnen müssen die Klientinnen und Klienten immer dann mit bestimmten Inhalten konfrontieren, wenn diese einen Inhalt vermeiden, wenn sie ihn also nicht wahrnehmen oder nicht wahrnehmen wollen. Dabei handelt es sich natürlich immer um Inhalte, die unangenehm, problematisch, belastend, selbstwertbedrohlich u. a. sind.

Konfrontation bedeutet, dass gegen eine augenblicklich anders lautende Intention des Klienten gearbeitet wird. Jede Konfrontation führt zu einer Abbuchung vom „Beziehungskredit“

Das ist nicht vermeidbar, aber der Therapeut muss damit konstruktiv umgehen: Er sollte erst dann konfrontative Interventionen realisieren, wenn er genügend Beziehungskredit aufgebaut hat, also erst in Phase 2 der Therapie. Und er sollte Konfrontationen immer nur so hart gestalten, wie er sich das vom Beziehungskredit her „leisten“ kann.

15.1 Weiche und harte Konfrontationen

Weiche Konfrontationen sind solche, die die Klientin mit vergleichsweise wenig belastenden Inhalten konfrontieren und nur wenig triggern, entweder weil sie weniger bedrohlich sind oder weil die Klientin die Inhalte im Grunde schon kennt.

Harte Konfrontationen sind für die Klientin sehr unangenehm, belastend und sollen „eigentlich“, wenn es nach der Klientin geht, unbedingt vermieden werden.

Die Steigerung von Konfrontationen soll an Beispielen erläutert werden:

Will der Therapeut die Klientin z. B. mit einer manipulativen Tendenz konfrontieren, dann kann er

- zunächst äußern, dass sie von der Interaktionspartnerin gerne etwas erhalten würde, z. B.: „Es wäre schön für Sie, wenn Ihre Frau Ihnen die Hausarbeit abnehmen würde.“
- Danach kann der Therapeut die Klientin damit konfrontieren, dass sie die Arbeit nicht machen möchte: „Im Grunde wollen Sie die Hausarbeit nicht machen. Sie möchten, dass Ihre Frau sie übernimmt.“

- Des Weiteren kann er die Klientin damit konfrontieren, dass sie mit ihrer Frau darüber nicht verhandeln kann: „Sie wissen, wenn Sie Ihrer Frau sagen, Sie wollen die Hausarbeit nicht machen, dann gibt es Ärger."
- Der Therapeut kann dann mit der Manipulation als solcher konfrontieren: „Sie wollen die Hausarbeit nicht machen und sagen Ihrer Frau deshalb, dass Sie schon so belastet sind, dass man Ihnen das nicht zumuten kann."
- Will der Therapeut die Konfrontation noch verschärfen, ergänzt er: „Obwohl Sie die Arbeit ohne Weiteres machen könnten."
- Eine weitere Steigerung der Konfrontation kann darin bestehen, der Klientin den Ausbeutungscharakter der Manipulation klarzumachen: „Im Grunde entlasten Sie sich damit auf Kosten Ihrer Frau." Oder, noch verschärfter: „Sie spannen damit Ihre Frau für Arbeiten ein, die auch Ihre Aufgaben sind und die Sie im Grunde ohne Weiteres machen könnten."
- Eine (letzte?) Steigerung der Konfrontation könnte darin liegen, den egoistischen Charakter der Manipulation aufzudecken: „Sie übergeben Ihrer Frau die ganze Arbeit und das scheint Sie in keiner Weise zu stören."

Man kann die Härte von Konfrontationen regulieren, indem man sie in Kommentaren und „Weichspülern" verpackt. Ein Therapeut kann z. B. sagen: „Im Grunde spannen Sie Ihre Frau für Ihre Zwecke ein." Er könnte aber auch sagen: „Korrigieren Sie mich, wenn ich mich irre, aber mein Eindruck ist, dass Sie Ihre Frau für Ihre Zwecke einspannen."

Fiedler (1981) nennt eine solche Art der Intervention „widerspruchsermöglichend": Der Therapeut vermittelt der Klientin, dass es sich um seinen Eindruck handelt und dass der falsch sein kann. Dann kann die Klientin, solange sie noch nicht bereit ist, die Konfrontation zu akzeptieren, diese zurückweisen, ohne dass es den Therapeuten viel Beziehungskredit kostet.

15.2 Kosten von Konfrontationen

> Hat ein Therapeut durch eine Konfrontation Beziehungskredit abgebucht, sollte er eine Weile wieder Beziehungsgestaltung realisieren, um wieder Kredit zu schaffen!

Wenn man als Therapeut konfrontieren will, muss man zwei Aspekte abwägen:

- Welche Konfrontationen sind erforderlich, damit die relevanten Problemaspekte transparent sind?
- Welche Konfrontationen sind zurzeit mit dem aktuellen Beziehungskredit möglich?

Gegebenenfalls muss ein Therapeut zunächst weiche Konfrontationen realisieren und sich dann langsam vortasten. Da *jede* Konfrontation Beziehungskredit kostet, kann sich ein Therapeut meist höchstens zwei oder allenfalls drei Konfrontationen hintereinander leisten, ansonsten kann die Beziehung in eine Krise geraten.

Der Therapeut sollte auch immer explizit (durch entsprechende Aussagen) und implizit (durch Haltung, Stimme usw.) deutlich machen, dass

- er den Klienten immer nur auf relevante Aspekte *aufmerksam machen* will,
- dass es ihm *nie* darum geht, den Klienten zu ärgern, zu verletzen, bloßzustellen u.a.,
- dass es ihm wichtig ist, bestimmte Dinge anzusprechen, und dass das seine Aufgabe ist,
- dass er aber immer seinen Eindruck wiedergibt, dass er sich irren kann und dass er dem Klienten nichts unterstellen will.

Denn genau das trifft den Sinn therapeutischer Konfrontationen!

15.3 Interaktionelle Krisen

Man sollte sich als Therapeut hier allerdings keine Illusionen machen: Selbst bei deutlichem Wohlwollen aktivieren die Konfrontationen meist Schemata beim Klienten. Das führt zu schnellen, automatisierten Reaktionen, die dieser kaum kontrollieren kann (bzw. auch nicht will).

Werden Selbst- und Beziehungsschemata aktiviert, wird das Gefühl der Kränkung oder Verletzung, Traurigkeit o.a. ausgelöst. Werden Regel-Schemata („So hat man mit mir nicht umzugehen!", „Man hat meine Grenzen zu respektieren!") aktiviert, sind meist Ärgerreaktionen die Folge. Das bedeutet: Es besteht eine recht hohe Wahrscheinlichkeit, dass eine Konfrontation den Klienten triggert und eine interaktionelle Krise in der Therapie erzeugt.

Das ist nicht vermeidbar: Wenn ein Therapeut konfrontiert, geht er immer das Risiko ein, eine solche Krise auszulösen. Die einzige Möglichkeit, das zu verhindern, besteht darin, nicht zu konfrontieren – und das wäre therapeutisch unsinnig.

Bei Konfrontationen muss sich nicht nur ein Klient unangenehmen Inhalten stellen, auch der Therapeut muss unter Umständen mit der interaktionellen Krise umgehen. Mein Tipp: Bleiben Sie entspannt! Solche Krisen erscheinen oft dramatisch, sind aber im Grunde recht harmlos. Wenn ich als Therapeut konfrontiere, gehe ich davon aus, *dass ich schon Beziehungskredit geschaffen habe,* d.h. der Klient schon ein gewisses Ausmaß an Vertrauen aufgebaut hat und die therapeutische Beziehung ihm wichtig ist. Der Klient spürt oft auch deutlich, dass der Therapeut im Grunde recht hat (gerade *das* triggert ihn ja meist!), aber seine Schemata veranlassen ihn automatisch zu einer unter Umständen heftigen Reaktion. Sofern der Therapeut mit der Krise angemessen umgeht, beherrscht er diese auch relativ schnell.

Sollte ein Klient wütend werden („Das ist doch Blödsinn! Das lasse ich mir nicht unterstellen!"), dann

- bleibt der Therapeut ruhig: Er weiß, er wird nicht persönlich angegriffen, die Reaktion des Klienten ist ausschließlich defensiv.
- bleibt der Therapeut stark zugewandt: Er wendet sich dem Klienten sogar noch stärker zu und macht deutlich, dass er sich den Inhalten stellt und den Klienten ernst nimmt.
- unterbricht er den Klienten möglichst schnell und übernimmt damit wieder die Steuerung des Prozesses. Dabei kann er signalisieren:
  „Ich nehme das sehr ernst, was Sie sagen. Offenbar habe ich etwas gesagt, was Sie stark geärgert hat. Das war nicht meine Absicht. Meine Absicht war nur, bestimmte Aspekte anzusprechen, weil ich denke, sie könnten wichtig sein."

Bleibt der Klient aggressiv („Sie unterstellen mir was!"), geht der Therapeut darauf ein:

> „Ich möchte Ihnen gar nichts unterstellen. Ich sage nur, was mein Eindruck ist. Natürlich kann ich mich irren."

Danach versucht der Therapeut, mit dem Klienten zu *klären,* was genau ihn getriggert hat:

- „Was an dem, was ich gesagt habe, hat Sie so stark verärgert?"
- „Was ist an dem, was ich sage, unzutreffend?"

Der Therapeut verfolgt dabei eine Doppelstrategie:

- Er beharrt niemals auf seiner Aussage, darauf, dass er recht hat oder will, dass der Klient seine Position übernimmt. Er diskutiert auch nicht mit dem Klienten.
- Er sagt, dass er sich geirrt haben könnte, *lässt die Aussage aber so stehen,* d.h., er „widerruft" nicht, denn aus seiner Sicht ist im Augenblick nicht geklärt, ob die Konfrontation stimmt oder nicht: Es *kann* sein, dass der Therapeut sich irrt (natürlich kann das sein!), aber es kann auch sein, dass er die Lage völlig richtig erfasst hat, der Klient dies aber im Augenblick noch nicht akzeptieren kann. Und man muss sehen: Die Heftigkeit der Reaktion weist darauf hin, dass der Therapeut „etwas getroffen hat", denn wäre die Aussage schlicht unzutreffend, könnte der Klient sie einfach cool zurückweisen.
  In diesem Fall setzt der Therapeut einen *Marker*: Er macht eine Konfrontation, der Klient akzeptiert sie nicht, der Therapeut lässt sie stehen und bei der nächsten Gelegenheit, bei der die Konfrontation erneut Sinn macht, realisiert der Therapeut sie wieder.

Langfristige Wirkungen von Konfrontationen

Ich habe sowohl in meiner eigenen therapeutischen Arbeit als auch in Supervisionen oft die Erfahrung gemacht, dass die Klienten im Umgang mit Konfrontationen ein typisches Muster aufweisen:

- Der Therapeut realisiert eine Konfrontation.
- Der Klient weist sie zurück oder erzeugt eine Krise.
- Der Therapeut geht damit angemessen um und lässt sie stehen.
- Der Klient verlässt die Therapiestunde.
- Zu Hause wirkt die Konfrontation in zweifacher Weise nach:
  - Die Wut des Klienten „verraucht" und damit reduziert sich die defensive Tendenz.
  - Dem Klienten dämmert langsam, dass der Therapeut recht hat.
  - Der Klient kommt in die nächste Stunde und sagt sinngemäß: „Ich habe mich in der letzten Stunde stark über Sie geärgert. Ich habe aber zu Hause noch mal darüber nachgedacht, was Sie gesagt haben. Und ich denke, Sie haben recht."

Ein anderer Prozess tritt dann typischerweise ebenfalls ein:

- Macht der Klient bei jeder Konfrontation die Erfahrung, dass der Therapeut zugewandt bleibt, konstruktiv damit umgeht usw., dann bildet sich nach und nach mehr Vertrauen zum Therapeuten.
- Daher werden die Schemata langsam gedämpft, die Reaktionen des Klienten verlieren an Heftigkeit und der Klient kann sie zunehmend kontrollieren.
- Das bedeutet: Die Reaktionen des Klienten auf Konfrontationen werden zunehmend akzeptierend, bis der Klient sich mit den Inhalten auseinandersetzen kann.

Hat man in der Therapie mit einem Klienten einen solchen Zustand erreicht, kann man ihn mit allem konfrontieren und konstruktiv arbeiten.

Schlussbemerkung

Wie deutlich geworden ist, ist die Therapie von persönlichkeitsgestörten Klienten für Therapeuten anspruchsvoll. Meiner Erfahrung nach ist das jedoch ein großer Vorteil für die eigene therapeutische Arbeit, denn die Arbeit mit PD-Klienten wird nie langweilig und bleibt zeitlebens eine Herausforderung. Auch nach 40 Jahren Therapieerfahrung haben es Klienten immer wieder geschafft, mich mit neuen Ideen, Problemen, Manipulationen zu überraschen. Die interaktionelle Dynamik, die Klienten entfalten, erfordert immer wieder Kreativität vom Therapeuten.

Was mich persönlich auch berührt, ist die Tatsache, dass viele PD-Klienten Probleme in die Therapie einbringen, die man durchaus als existentielle Probleme bezeichnen kann: Konflikte mit sehr weitreichenden Implikationen und Konsequenzen, grundlegende Lebensentscheidungen, starkes Hadern mit der eigenen Identität usw. Hier grenzt Psychotherapie oft an Philosophie: Natürlich geht Psychotherapie nicht in philosophische Diskurse über, aber als Therapeut ist man doch oft von der Tiefe der Reflexionen beeindruckt.

Das alles trägt dazu bei, dass der Beruf eines Psychotherapeuten oder einer Psychotherapeutin spannend und herausfordernd bleibt, dass man immer Neues lernt und lernen muss, dass man veranlasst wird, selbst zu reflektieren, und dass man manchmal viel von Klienten lernen kann. Deshalb ist Psychotherapie für mich auch kein „Job", den man erledigt und mit dem man ansonsten nichts zu tun hat. Psychotherapie ist eine Aufgabe, hinter der man als Person stehen sollte und die einen auch als Person beeinflusst.

Eine solche Dimension wird in der Psychotherapie aber erst durch Personen mit komplexen, wirklich essentiellen Problemen ermöglicht und damit gilt mein Dank für die 40 Jahre meiner therapeutischen Tätigkeit den Klientinnen und Klienten mit Persönlichkeitsstörungen.

Literatur

Atkinson, J. W. (1958). *Motives in fantasy, action, and society*. Princeton, N. J.: Van Nostrand.

Bandura, A. (1991). Self-efficacy mechanism in physiological activation and health-promoting behavior. In: J. Madden, IV (Ed.), *Neurobiology of learning, emotion and affect*, 229–270. New York: Raven.

Bandura, A. (1992a). Exercise of personal agency through the self-efficacy mechanism. In: R. Schwarzer (Ed.), *Self-efficacy: Thought control of action*, 3–38. Washington, DC: Hemisphere.

Bandura, A. (1992b). Self-efficacy mechanism in psychobiologic functioning. In: R. Schwarzer (Ed.), *Self-efficacy: Thought control of action*, 355–394. Washington, DC: Hemisphere.

Bandura, A. (1997). *Self-efficacy: The exercise of control*. New York: Freeman.

Beckmann, J. (1997). *Alienation and Conformity*. Max-Planck-Institut für psychologische Forschung. München.

Beckmann, J. (2006). Konsequenzen der Entfremdung vom Selbst. In: R. Sachse & P. Schlebusch (Hrsg.), *Perspektiven Klärungsorientierter Psychotherapie*, 46–59. Lengerich: Pabst.

Benjamin, L. S. (1993). *Interpersonal diagnosis and treatment of DSM personality disorders*. New York: Guilford.

Benjamin, L. S. (1995). *Interpersonal diagnosis and treatment of personality disorders*, 2nd edition. New York: Guilford.

Benjamin, L. S. (1996). Ein interpersonaler Behandlungsansatz für Persönlichkeitsstörungen. In: B. Schmitz, T. Fydrich & K. Limbacher (Hrsg.), *Persönlichkeitsstörungen: Diagnostik und Psychotherapie*, 136–148. Weinheim: Beltz Psychologie Verlags Union.

Benjamin, L. S. (2003). *Interpersonal diagnosis and treatment of personality disorders*, 3rd edition. New York: Guilford Press.

Bransford, J. D. & McCarrell, N. S. (1975). A sketch of cognitive approach to comprehension: Some thoughts about understanding what it means to comprehend. In: W. Weiner & D. S. Palermo (Eds.), *Cognition and the symbolic processes*, 189–229. Hillsdale, N. J.: Erlbaum.

Brehm, J. W. (1968). Attitude change from threat to attitudinal freedom. In: A. G. Greenwald, T. C. Brock & T. M. Ostrom (Eds.), *Psychological Foundations of Attitudes*, 277–296. New York: Academic Press.

Brehm, J. W. (1972). Responses to loss of freedom. A theory of psychological reactance. Morristown: General Learning Press.

Breil, J. & Sachse, R. (2009). Ein-Personen-Rollenspiel (EPR). In: S. Fliegel & A. Kämmerer (Hrsg.), *Psychotherapeutische Schätze II*, 49–53. Tübingen: dgvt-Verlag.

Breil, J. & Sachse, R. (2011). Klärungsorientierte Verhaltenstherapie bei Borderline-Persönlichkeitsstörung. In: B. Dulz, S. C. Herpertz, O. F. Kernberg & U. Sachsse (Hrsg.), *Handbuch der Borderline-Störungen*, 652–666. Stuttgart: Schattauer.

Breil, J. & Sachse, R. (2016). *Klärungsorientierte Psychotherapie der Borderline-Persönlichkeit*. Göttingen: Hogrefe.

Deci, E. L. (1975). *Intrinsic motivation*. New York: Plenum.

Deci, E. L. (1980). *The psychology of self-determination*. Lexington, Mass.: D. C. Heath (Lexington Books).

Deci, E.L. & Ryan, R.M. (1980a). The empirical exploration of intrinsic motivational processes. In: L. Berkowitz (Ed.), *Advances in experimental social psychology*, Vol. 13, 39–80. New York: Academic Press.

Deci, E.L. & Ryan, R.M. (1980b). Self-determination theory: When mind mediates behavior. *Journal of Mind and Behavior*, 1, 33–43.

Deci, E.L. & Ryan, R.M. (1982). Intrinsic motivation to teach: Possibility and obstacles in our colleges and universities. *New Directions for Teaching and Learning*, 10, 27–35.

Deci, E.L. & Ryan, R.M. (2000). The "what" and "why" of goal pursuits: Human needs and the self-determination of behavior. *Psychological Inquiry*, 11, 227–268.

Ebner, N.C. & Freund, A.M. (2009). Annäherungs- vs. Vermeidungsmotivation. In: V. Brandstätter & J. Otto (Hrsg.), *Handbuch der Allgemeinen Psychologie – Motivation und Emotion*, 72–78. Göttingen: Hogrefe.

Fasbender, J. & Sachse, R. (2018). Das Ein-Personen-Rollenspiel. *Psychotherapie im Dialog*, 19, 11–12.

Fiedler, P. (1981). *Psychotherapieziel Selbstbehandlung*. Weinheim: Beltz.

Fiedler, P. (1998). *Persönlichkeitsstörungen*. Weinheim: Beltz.

Fiedler, P. (2003). *Integrative Psychotherapie bei Persönlichkeitsstörungen*. 2. Auflage. Göttingen: Hogrefe.

Fiedler, P. (2007). *Persönlichkeitsstörungen*, 6. Auflage. Weinheim: Beltz.

Freudenberg, D., Weiland-Heil, K. & Sachse, R. (2018). Effekte Klärungsorientierter Psychotherapie bei Klientinnen und Klienten mit Persönlichkeitsstörungen. In: R. Sachse & M. Sachse (Hrsg.), *Forschung in der Klärungsorientierten Psychotherapie II*, 98–115. Lengerich: Pabst.

Gage, N.L. & Berliner, D.C. (1977). *Pädagogische Psychologie*. München: Urban und Schwarzenberg.

Gniech, G. & Grabitz, H.J. (1984). Freiheitseinengung und psychologische Reaktanz. In: D. Frey & M. Irle (Hrsg.), *Theorien der Sozialpsychologie, Band 1: Kognitive Theorien*, 48–73. Bern: Huber.

Heckhausen, H., Gollwitzer, P.M. & Weinert, F.E. (1987). *Jenseits des Rubikon: Der Wille in den Humanwissenschaften*. Berlin: Springer.

Herrmann, T. (1982). *Sprechen und Situation*. Berlin: Springer.

Herrmann, T. (1984). „Sprachverstehen" und das Verstehen von Sprechern. In: J. Engelkamp (Hrsg.), *Psychologische Aspekte des Verstehens*, 15–30. Berlin: Springer.

Herrmann, T. (1992). Sprechen und Sprachverstehen. In: H. Spada (Hrsg.), *Lehrbuch Allgemeine Psychologie*, 2. Auflage, 281–322. Bern: Huber.

Hörmann, H. (1976). *Meinen und Verstehen: Grundzüge einer psychologischen Semantik*. Frankfurt: Suhrkamp.

Hörmann, H. (1980). Der Vorgang des Verstehens. In: W. Kühlwein & A. Raasch (Hrsg.), *Sprache und Verstehen*, 17–29. Kongreßberichte der 10. Jahrestagung der Gesellschaft für Angewandte Linguistik GAL e.V., Mainz, 1979. Tübingen: Narr.

Kuhl, J. & Beckmann, J. (1994a). Alienation: Ignoring one's preferences. In Kuhl, J. & Beckmann, J. (Eds.), *Volition and Personality: Action versus state orientation*, 375–390. Göttingen: Hogrefe.

Kuhl, J. & Beckmann, J. (1994b). *Volition and Personality: Action versus state orientation*. Göttingen/Seattle: Hogrefe & Huber.

Kuhl, J. & Kaschel, R. (2004). Entfremdung als Krankheitsursache: Selbstregulation von Affekten und integrative Kompetenz. *Psychologische Rundschau*, 55 (2), 61–71.

Lewis, K., Weiland-Heil, K. & Sachse, R. (2018). Veränderung des Klienten- und Therapeutenverhaltens im Verlauf Klärungsorientierter Psychotherapie bei Klienten mit Persönlichkeitsstörungen. In: R. Sachse & M. Sachse (Hrsg.), *Forschung in der Klärungsorientierten Psychotherapie II*, 168–200. Lengerich: Pabst.

McClelland, D. C. (1958). Methods of measuring human motivation. In: J. W. Atkinson (Ed.), *Motives in fantasy, action, and society*, 7–42. Princeton, N. J.: Van Nostrand.

McClelland, D. C. (1987). *Human motivation*. Cambridge, UK: Cambridge University Press.

Püschel, O. & Sachse, R. (2009). Eine motivationstheoretische Fundierung Klärungsorientierter Psychotherapie. In: R. Sachse, J. Fasbender, J. Breil & O. Püschel (Hrsg.), *Grundlagen und Konzepte Klärungsorientierter Psychotherapie*, 89–110. Göttingen: Hogrefe.

Sachse, R. (1983). Das Ein-Personen-Rollenspiel: Ein integratives Therapieverfahren. *Partnerberatung*, 4, 187–200.

Sachse, R. (1992). *Zielorientierte Gesprächspsychotherapie – Eine grundlegende Neukonzeption*. Göttingen: Hogrefe.

Sachse, R. (1997). *Persönlichkeitsstörungen: Psychotherapie dysfunktionaler Interaktionsstile*. Göttingen: Hogrefe.

Sachse, R. (1999). *Persönlichkeitsstörungen. Psychotherapie dysfunktionaler Interaktionsstile*. Göttingen: Hogrefe, 2. Auflage.

Sachse, R. (2001). *Psychologische Psychotherapie der Persönlichkeitsstörungen*. Göttingen: Hogrefe.

Sachse, R. (2002). *Histrionische und narzisstische Persönlichkeitsstörungen*. Göttingen: Hogrefe.

Sachse, R. (2003). *Klärungsorientierte Psychotherapie*. Göttingen: Hogrefe.

Sachse, R. (2004a). *Persönlichkeitsstörungen. Leitfaden für eine Psychologische Psychotherapie*. Göttingen: Hogrefe.

Sachse, R. (2004b). Histrionische und narzisstische Persönlichkeitsstörungen. In: R. Merod (Hrsg.), *Behandlung von Persönlichkeitsstörungen*, 357–404. Tübingen: dgvt-Verlag.

Sachse, R. (2005). Motivklärung durch Klärungsorientierte Psychotherapie. In: J. Kosfelder, J. Michalak, S. Vocks & U. Willutzki (Hrsg.), *Fortschritte der Psychotherapieforschung*, 217–231. Göttingen: Hogrefe.

Sachse, R. (2006a). *Persönlichkeitsstörungen verstehen – Zum Umgang mit schwierigen Klienten*. Bonn: Psychiatrie-Verlag.

Sachse, R. (2006b). *Therapeutische Beziehungsgestaltung*. Göttingen: Hogrefe.

Sachse, R. (2006c). Die Bearbeitung dysfunktionaler Schemata im Ein-Personen-Rollenspiel. In: R. Sachse & P. Schlebusch (Hrsg.), *Perspektiven Klärungsorientierter Psychotherapie*, 255–280. Lengerich: Pabst.

Sachse, R. (2006d). Indikation von Klientenmodellen: Die Bedeutung von Störungstheorie und Einzelfallanalysen. In: R. Sachse & P. Schlebusch (Hrsg.), *Perspektiven Klärungsorientierter Psychotherapie*, 294–305. Lengerich: Pabst.

Sachse, R. (2006e). Therapeutische Informationsverarbeitung. In: B. Strauß, F. Hohagen & F. Caspar (Hrsg.), *Lehrbuch Psychotherapie*, Teilband 2, 1359–1386. Göttingen: Hogrefe.

Sachse, R. (2008a). Klärungsprozesse in der Psychotherapie. In: J. Margraf & S. Schneider (Hrsg.), *Lehrbuch der Verhaltenstherapie*, 3. Auflage, 227–232. Berlin: Springer.

Sachse, R. (2008b). Histrionische und narzisstische Persönlichkeitsstörung. In: M. Hermer & B. Röhrle (Hrsg.), *Handbuch der therapeutischen Beziehung*, Bd. 2, 1105–1125. Tübingen: dgvt-Verlag.

SACHSE, R. (2013a). *Persönlichkeitsstörungen: Leitfaden für eine psychologische Psychotherapie*, 2. Auflage. Göttingen: Hogrefe.

SACHSE, R. (2013b). Das Ein-Personen-Rollenspiel: Ein therapeutisches Rahmenmodell. *Psychotherapie im Dialog*, 3, 43–47.

SACHSE, R. (2014a). *Manipulation und Selbsttäuschung. Wie gestalte ich mir die Welt so, dass sie mir gefällt: Manipulationen nutzen und abwenden*. Berlin: Springer.

SACHSE, R. (2014b). Klärungsorientierte Verhaltenstherapie des Narzissmus. In: S. Sulz & Th. Bronisch (Hrsg.), *Verständnis und Psychotherapie der narzisstischen Persönlichkeitsstörung*, 43–51. München: CIP-Medien.

SACHSE, R. (2014c). Klärungsorientierte Verhaltenstherapie der dependenten Persönlichkeitsstörung. *Persönlichkeitsstörungen: Theorie und Therapie*, 18 (2), 119–128.

SACHSE, R. (2014d). Klärungsorientierte Verhaltenstherapie der schizoiden Persönlichkeitsstörung. *Psychotherapie im Dialog*, 3, 56–59.

SACHSE, R. (2015a). Das Persönlichkeitsstörungs-Rating-System. In: R. Sachse, S. Schirm & S. Kiszkenow (Hrsg.), *Klärungsorientierte Psychotherapie in der Praxis*, 29–52. Lengerich: Pabst.

SACHSE, R. (2015b). Änderungs- und Stabilisierungsmotivation in der Therapie und ihre therapeutische Beeinflussung. In: R. Sachse, S. Schirm & S. Kiszkenow-Bäker (Hrsg.), *Klärungsorientierte Psychotherapie in der Praxis*, 111–122. Lengerich: Pabst.

SACHSE, R. (2016a). *Klärungsprozesse in der Klärungsorientierten Psychotherapie*. Göttingen: Hogrefe.

SACHSE, R. (2016b). Was sind und was sollen Klärungsprozesse? In: R. Sachse & M. Sachse (Hrsg.), *Klärungsprozesse in der Praxis II*, 15–29. Lengerich: Pabst.

SACHSE, R. (2016c). Klärungsorientierte Verhaltenstherapie der histrionischen Persönlichkeitsstörung. *PTT-Persönlichkeitsstörungen: Theorie und Therapie, Hysterie*, 20.3, 213–222.

SACHSE, R. (2016d). Prozess-Studien zur Klärungsorientierten Psychotherapie und daraus abgeleitet therapeutische Konsequenzen. In: R. Sachse & M. Sachse (Hrsg.), *Forschung in der Klärungsorientierten Psychotherapie*, 13–24. Lengerich: Pabst.

SACHSE, R. (2016e). *Therapeutische Beziehungsgestaltung*. Göttingen: Hogrefe.

SACHSE, R. (2017a). *Therapeutische Informationsverarbeitung – Verstehen und Modellbildung im Therapieprozess*. Göttingen: Hogrefe.

SACHSE, R. (2017b). Beziehungsgestaltung in der Klärungsorientierten Verhaltenstherapie. In: *Verhaltenstherapie und Verhaltensmedizin*, 38, 344–359. Göttingen: Hogrefe.

SACHSE, R. (2018a). *Persönlichkeitsstörungen verstehen*. 10. Auflage. Köln: Psychiatrie-Verlag.

SACHSE, R. (2018b). *Histrioniker – Mit Dramatik, Manipulation und Egozentrik zum Erfolg*. 2. Auflage. Stuttgart: Klett-Cotta.

SACHSE, R. (2019a). *Persönlichkeitsstile*. Paderborn: Junfermann-Verlag.

SACHSE, R. (2019b). Die zwanghafte Persönlichkeitsstörung aus klärungsorientierter Sicht. *Verhaltenstherapie und Verhaltensmedizin*, 40, 358–371.

SACHSE, R. (2019c). *Persönlichkeitsstörungen*. 3. Auflage. Göttingen: Hogrefe.

SACHSE, R. (2019d). *Personality Disorders*. Göttingen: Hogrefe.

SACHSE, R. (2020a). *Das Persönlichkeitsstörungs-Rating-System*. Göttingen: Hogrefe.

SACHSE, R. (2020b). Probleme bei der Diagnostik von Persönlichkeitsstörungen. In: R. Sachse & S. Kiszkenow-Bäker (Hrsg.), *Komorbiditäten bei Persönlichkeitsstörungen*, 8–32. Göttingen: Hogrefe.

SACHSE, R. (2020c). *Die Psychologie der Selbsttäuschung*. Heidelberg: Springer.

SACHSE, R. (2020d). *Selbstregulation und Selbstkontrolle*. Göttingen: Hogrefe.

SACHSE, R. (2022). *Komplexität in der Psychotherapie*. Göttingen: Hogrefe.

SACHSE, R., BREIL, J., SACHSE, M. & FASBENDER, J. (2013). *Klärungsorientierte Psychotherapie der dependenten Persönlichkeitsstörung*. Göttingen: Hogrefe.

SACHSE, R. & FASBENDER, J. (2013). Einpersonenrollenspiel. In: W. Senf, M. Broda & B. Wilms (Hrsg.), *Techniken der Psychotherapie. Ein Methodenübergreifendes Kompendium*, 83–86. Stuttgart: Georg Thieme Verlagsgruppe.

SACHSE, R. & FASBENDER, J. (2016). *Kinder falsch erziehen – aber richtig*. Stuttgart: Klett-Cotta.

SACHSE, R., FASBENDER, J. & BREIL, J. (2009). Klärungsprozesse: Was soll im Therapieprozess geklärt werden? In: R. Sachse, J. Fasbender, J. Breil & O. Püschel (Hrsg.), *Grundlagen und Konzepte Klärungsorientierter Psychotherapie*, 36–64. Göttingen: Hogrefe.

SACHSE, R., FASBENDER, J., BREIL, J. & SACHSE, M. (2011). Bearbeitung von Schemata im Ein-Personen-Rollenspiel. In: R. Sachse, J. Fasbender, J. Breil & M. Sachse (Hrsg.), *Perspektiven Klärungsorientierter Psychotherapie II*, 184–204. Lengerich: Pabst.

SACHSE, R., FASBENDER, J., BREIL, J. & SACHSE, M. (2012). *Klärungsorientierte Psychotherapie der histrionischen Persönlichkeitsstörung*. Göttingen: Hogrefe.

SACHSE, R., FASBENDER, J. & SACHSE, M. (2014). *Klärungsorientierte Psychotherapie der selbstunsicheren Persönlichkeitsstörung*. Göttingen: Hogrefe.

SACHSE, R. & KISZKENOW-BÄKER, S. (2016). Zwanghafte Persönlichkeitsstörung. In: T. Schnell (Hrsg.), *Praxisbuch: Moderne Psychotherapie*, 123–137. Berlin: Springer.

SACHSE, R. & KISZKENOW-BÄKER, S. (2020a). *Komorbiditäten bei Persönlichkeitsstörungen*. Göttingen: Hogrefe.

SACHSE, R. & KISZKENOW-BÄKER, S. (2020b). Das Komorbiditäts-Problem. In: R. Sachse & S. Kiszkenow-Bäker (Hrsg.), *Komorbiditäten bei Persönlichkeitsstörungen*, 38–43. Göttingen: Hogrefe.

SACHSE, R. & KISZKENOW-BÄKER, S. (2020c). Zur Theorie von Komorbiditäten. In: R. Sachse & S. Kiszkenow-Bäker (Hrsg.), *Komorbiditäten bei Persönlichkeitsstörungen*, 44–51. Göttingen: Hogrefe.

SACHSE, R. & KISZKENOW-BÄKER, S. (2020d). Komorbiditäten von Persönlichkeitsstörungen mit Achse-I-Störungen. In: R. Sachse & S. Kiszkenow-Bäker (Hrsg.), *Komorbiditäten bei Persönlichkeitsstörungen*, 52–65. Göttingen: Hogrefe.

SACHSE, R. & KISZKENOW-BÄKER, S. (2020e). Komorbiditäten zwischen Persönlichkeitsstörungen. In: R. Sachse & S. Kiszkenow-Bäker (Hrsg.), *Komorbiditäten bei Persönlichkeitsstörungen*, 66–78. Göttingen: Hogrefe.

SACHSE, R. & KRAMER, U. (2016). Die Schema-Borderline-Störung. In: R. Sachse & M. Sachse (Hrsg.), *Klärungsprozesse in der Praxis II*, 75–104. Lengerich: Pabst.

SACHSE, R. & KRAMER, U. (2019). Clarification-Oriented Psychotherapy of Dependent Personality Disorder. *Journal of Contemporary Psychotherapy*, 49 (1), 15–25.

SACHSE, R. & LANGENS, T. A. (2014). *Emotionen und Affekte in der Psychotherapie*. Göttingen: Hogrefe.

SACHSE, R. & LANGENS, T. A. (2015). Motivierung von Klienten im Therapieprozess: Herstellung und Steigerung von Änderungsmotivation. In: R. Sachse, S. Schirm & S. Kiszkenow-Bäker (Hrsg.), *Klärungsorientierte Psychotherapie in der Praxis*, 97–110. Lengerich: Pabst.

SACHSE, R., LANGENS, T. A. & SACHSE, M. (2012). *Klienten motivieren – Therapeutische Strategien zur Stärkung der Änderungsbereitschaft*. Bonn: Psychiatrie-Verlag.

SACHSE, R., LANGENS, T. A. & SACHSE, M. (2018). *Klienten motivieren*. 2. Auflage. Köln: Psychiatrie-Verlag.

Sachse, M., Müller, G., Diermann, E. & Sachse, R. (2019). *Effekte Klärungsorientierter Psychotherapie bei Persönlichkeitsstörungen*. Lengerich: Pabst.

Sachse, R., Püschel, O., Fasbender, J. & Breil, J. (2008). *Klärungsorientierte Schema-Bearbeitung – Dysfunktionale Schemata effektiv verändern*. Göttingen: Hogrefe.

Sachse, R. & Sachse, M. (2009). Klärungsorientierte Psychotherapie: Empirische Ergebnisse und Schlussfolgerungen für die Praxis. In: R. Sachse, J. Fasbender, J. Breil & O. Püschel (Hrsg.), *Grundlagen und Konzepte Klärungsorientierter Psychotherapie,* 232–252. Göttingen: Hogrefe.

Sachse, R. & Sachse, M. (2011). Implikationsstrukturen: Verstehen, Modellbildung und therapeutische Explizierungen. In: R. Sachse, J. Fasbender, J. Breil & M. Sachse (Hrsg.), *Perspektiven Klärungsorientierter Psychotherapie II*, 94–127. Lengerich: Pabst.

Sachse, R. & Sachse, M. (2017). *Klärungsorientierte Psychotherapie der schizoiden, passiv-aggressiven und paranoiden Persönlichkeitsstörung*. Göttingen: Hogrefe.

Sachse, R., Sachse, M. & Fasbender, J. (2010). *Klärungsorientierte Psychotherapie von Persönlichkeitsstörungen*. Göttingen: Hogrefe.

Sachse, R., Sachse, M. & Fasbender, J. (2011). *Klärungsorientierte Psychotherapie der narzisstischen Persönlichkeitsstörung*. Göttingen: Hogrefe.

Sachse, R. & Takens, R. J. (2003). *Klärungsprozesse in der Psychotherapie*. Göttingen: Hogrefe.

Sachse, R. & Wahlburg, M. (2017). *Umgang mit narzisstisch geprägten Klienten: Professionelles Fallverständnis und motivierende Therapie unter strafrechtlichen Bedingungen*. Bonn: Psychiatrie Verlag.